# TRAITÉ COMPLET

# DES BAINS

## ou

## NOUVEAU GUIDE DES BAIGNEURS.

Imprimerie D'ALEXANDRE BAILLY, rue Notre-Dame-des-Victoires, 16.

# TRAITÉ COMPLET

# DES BAINS

## CONSIDÉRÉS

### SOUS LE RAPPORT DE L'HYGIÈNE ET DE LA MÉDECINE,

ou

## NOUVEAU GUIDE DES BAIGNEURS

CONTENANT, SOUS UNE FORME ABRÉGÉE,

Tout ce qui concerne l'administration des bains et douches d'eau simple, d'eaux minérales naturelles, avec indication de leurs localités, d'eaux minérales artificielles ; les divers bains médicamenteux, les bains et douches de vapeur, les bains russes et orientaux, et les fumigations ;

PRÉCÉDÉ D'UNE

NOTICE HISTORIQUE

SUR LES BAINS CHEZ LES ANCIENS ET AU MOYEN AGE,

ET SUIVI

## D'UN EXPOSÉ DE L'HYDROTHÉRAPIE

OU MÉTHODE DE TRAITEMENT PAR L'EAU FROIDE, LA SUEUR, L'EXERCICE ET LE RÉGIME ;

### PAR CORBEL-LAGNEAU,

Docteur en médecine, ancien Médecin des Néothermes ;
Médecin honoraire adjoint des établissements de la Légion-d'Honneur ;
Membre de la Société de Médecine pratique,
de la Société médicale du premier arrondissement, etc.

———◦———

# PARIS

**LABÉ**, LIBRAIRE DE LA FACULTÉ DE MÉDECINE,
Place de l'École de Médecine, 4.

———

## 1845

# PRÉFACE.

—

Il existe une prodigieuse quantité d'écrits qui tous ont traité des bains d'une manière partielle, quoique souvent fort étendue ; mais aucun n'a embrassé toutes les matières dont la réunion constitue une étude complète du sujet. J'ai résolu de combler cette lacune dans la faible proportion de mes forces, en offrant au lecteur, comme on peut en juger par le titre de cet ouvrage, un résumé des connaissances hygiéniques et médicales que nous possédons sur les bains de toute espèce, quelles que soient leur température, leurs formes et leur composition chimique.

Ce petit livre sera pour les médecins un *memento* commode, propre à rafraîchir leur mémoire de choses qu'ils savent déjà ; les gens du monde y apprendront bien des choses qu'ils ignorent, et dont la connaissance n'est pas d'un intérêt médiocre pour leur santé. C'est pourquoi j'ai cherché, autant qu'il m'a été possible, à dépouiller mon style des expressions techniques qui, d'habitude, hérissent les ouvrages scientifiques, afin d'en rendre l'intelligence plus facile et la lecture moins fastidieuse.

Les écrits d'un grand nombre d'auteurs du plus
plus haut mérite (1) m'ont presque constamment
servi de guide dans mon travail, et je n'ai pas dédai
gné de leur faire un emprunt toutes les fois qu'il m'a
paru impossible d'émettre des idées plus saines et de
les exprimer dans un meilleur langage. J'y ai joint
tout ce que mon expérience personnelle et mes
études spéciales m'ont suggéré d'utile et de pratique,
sans avoir pu, cependant, en raison des limites de
ce Traité et de sa destination, m'étendre, autant que
je l'aurais voulu, sur les détails que comporte un si
vaste sujet.

Ce n'est pas dans un but purement littéraire ni
d'agrément historique que j'ai fait suivre cette pré-
face d'une Notice sur les bains chez les anciens et au
moyen-âge. J'ai voulu seulement montrer à mes
lecteurs que le sujet que je traite est loin d'être nouveau, et leur inspirer ainsi la plus entière confiance
dans l'emploi d'un agent hygiénique et médical aussi
ancien et aussi universellement répandu.

Les eaux minérales naturelles forment une partie
si essentielle de l'histoire des bains médicinaux ; elles
sont d'un usage si général, d'une utilité si incontestable, que j'ai dû leur accorder, dans le cadre
étroit que je me suis tracé, une place proportionnée

(1) Marcard, Timony, Sanchez, Alibert, Rostan, Rapou, Patissier, Itard, Is. Bourdon, etc., etc.

à leur degré d'importance. A l'exemple de M. Isidore Bourdon, mon savant confrère, j'ai fait deux classes de chaque catégorie d'eaux minérales. Dans la première, j'ai rangé les eaux les plus renommées de chacune de ces catégories, et me suis contenté d'indiquer rapidement les autres, renvoyant, pour plus de détails, aux excellentes monographies de MM. Alibert, Patissier et Isidore Bourdon.

Un exposé de l'hydrothérapie, méthode thérapeutique nouvelle, encore peu connue et mal comprise d'un bon nombre de ceux qui la connaissent, termine le plan de ce travail. Je me suis attaché à faire ressortir tout ce que cette médication offre de rationnel, de physiologique, de conforme, en un mot, aux lois de la médecine hippocratique, afin de faire tomber les préventions qui existent encore contre elle dans l'esprit de beaucoup de médecins. J'en ai parlé comme d'un modificateur utile et précieux qu'il convenait d'essayer contre les maladies chroniques qui se montrent réfractaires à l'action des médications ordinaires ; mais je n'ai pas eu l'intention d'en faire une panacée, ni contre les affections aiguës, ni contre les maladies dépouillées de tout caractère inflammatoire.

A propos des eaux minérales naturelles, j'ai donné quelques détails sur les établissements qui se font remarquer dans les localités les plus célèbres : j'ai pensé, par la même raison, qu'il ne serait pas inutile, ni sans intérêt de faire connaître les ressources des principaux établissements de Paris où l'on admi-; nistre des bains d'eau minérale artificielle, des bains de vapeur, ainsi que des fumigations, et tous les autres bains médicamenteux. J'ai donné sur chacun d'eux, à la fin de ce livre, une notice classée suivant leur importance, leur réputation et les services qu'ils rendent à la médecine.

Puisse ce travail, malgré ses imperfections, me valoir l'approbation des lecteurs compétents! J'y trouverai un encouragement d'autant plus précieux pour moi que, réclamant aujourd'hui même les conseils éclairés de mes confrères, j'espère être par là plus en mesure, si j'avais à m'occuper un jour d'une seconde édition, de présenter un travail complet, et partant plus digne de fixer l'attention du public médical.

# NOTICE HISTORIQUE

# SUR LES BAINS

CHEZ LES ANCIENS ET AU MOYEN-AGE.

L'usage du bain existe, selon toutes les probabilités, depuis l'origine du monde, car il est fondé sur les besoins les plus naturels à l'homme. La nécessité d'entretenir la propreté de son corps, de le défendre contre les ardeurs d'un soleil brûlant et de le reposer des fatigues de la chasse, de la guerre et de l'agriculture, lui a fait reconnaître de bonne heure les précieux avantages que lui offraient les bains. Mais dans ces siècles grossiers où l'art n'avait encore rien produit pour les commodités de la vie, les hommes se plongeaient dans les fleuves, les rivières, les fontaines et autres réservoirs formés par la nature. Ils étaient encore bien loin de penser à se construire des appareils au moyen desquels ils purent, plus tard, prendre des bains, en toute saison, à toute heure et en tous lieux, à une température agréable et salutaire. Nul doute que la découverte des sources d'eau chaude qu'on rencontrait alors, aussi bien qu'aujourd'hui, sur toute la sur-

1

face du globe, ne leur ait inspiré l'heureuse idée de communiquer différents degrés de chaleur à l'eau de leurs bains et de se fabriquer des réservoirs plus commodes et moins dangereux. C'est chez les nations du Levant, les premières appelées à jouir des bienfaits de la civilisation antique, que l'industrie et les arts firent les premiers efforts pour satisfaire les besoins des hommes et perpétuer le goût et l'usage des bains chauds. Aussi cette coutume passa-t-elle d'Asie en Europe avec les colonies qui vinrent successivement s'établir en Grèce, en Italie, en Ibérie et dans les Gaules.

La Grèce connaissait les bains chauds dès le temps d'Homère, car il en est fait mention dans plusieurs passages des écrits de ce poëte, entre autres, lorsqu'il dépeint la vie délicieuse qu'on menait dans le palais d'Alcinoüs, et qu'il raconte la réception que fit à Ulysse la magicienne Circée.

Parmi les Grecs, les Lacédémoniens furent les premiers qui, au rapport de Thucydide, adoptèrent la coutume, empruntée aux peuples de l'Asie, de paraître nus dans les jeux publics, de se frotter d'huile, de se couvrir de sable pour les exercices et d'aller ensuite se plonger dans l'eau chaude. Mais l'usage des bains chez les particuliers n'était pas encore bien général, en Grèce, du temps d'Hippocrate. Cette considération l'empêchait souvent d'user de ce remède dans beaucoup de maladies qui en réclamaient l'em-

ploi . Quant aux bains publics , ils faisaient partie
des gymnases ou palestres auxquels ils étaient ad-
joints (1).

Les Romains (2), dans les premiers temps de la république, avaient l'habitude, après une journée laborieuse consacrée aux travaux des champs, de se laver
les bras et les jambes, et, tous les neuf jours, quand ils
venaient à la ville pour assister aux assemblées con-
cernant les affaires de l'état, ils se lavaient le corps
tout entier. Alors le Tibre ou les rivières voisines
étaient leurs bains les plus ordinaires, et ils ne con-
naissaient guère les étuves et les bains d'eau chaude (3).
Aussi les Romains songèrent-ils très tard à établir
chez eux des bains publics ou particuliers. La ville
présentait, par sa situation sur des collines, de grandes
difficultés à la direction des eaux. Ce ne fut que vers
l'an 441 de la fondation de Rome qu'on y fit venir, pour
la première fois, de l'eau du territoire de Tusculum , à
l'aide d'un aqueduc construit par les soins du censeur
Appius Claudius. Dans la suite, les aqueducs se multi-
plièrent, et l'on bâtit, en divers endroits de la ville, des
bains et des thermes qui se ressentaient encore de l'ancienne simplicité romaine, comme il est facile d'en juger par la description que Sénèque nous a laissée (4)

(1) Vitruve.
(2) Sénèque.
(3) Voyez la lettre de Charles Dezobry, vol I, p. 221.
(4) Sénèque, lettre XXXVI.

de ceux que Scipion l'Africain possédait auprès de Linternum.

La nouvelle coutume que prirent les Romains, vers les dernières années de la république, d'unir les bains aux gymnases, les rendit d'une indispensable nécessité ; et l'application fréquente qu'en firent les médecins, dès cette époque, au traitement des maladies, contribua puissamment à multiplier et à embellir ces édifices si utiles et si salutaires. Mais ce ne fut que sous le règne d'Auguste, qu'ils commencèrent à donner à leurs thermes cet air de grandeur et de magnificence qu'on remarque encore aujourd'hui dans les débris qui nous en sont restés. Les bains publics, en effet, doivent être considérés avec raison comme les ouvrages les plus remarquables des Romains. Leurs fondateurs étaient des princes qui, jaloux de se concilier la bienveillance du peuple, s'efforçaient de surpasser tout ce qui avait été fait avant eux. Il faut, pour en avoir une juste idée, examiner les plans des principaux édifices de ce genre tracés par Palladio. En voyant ses dessins, des bas-reliefs et des peintures qui ornaient les murailles et les plafonds, on reste tout à la fois étonné de la perfection des objets qu'ils représentent, et de l'exquise pureté du goût qui régnait alors dans les arts. Bien plus, nous sommes forcés de reconnaître que tous les efforts de l'art moderne pour décorer nos palais, nos musées et nos églises ne sont le plus souvent que de serviles imitations des mer-

veilles que les bains d'Agrippa, de Néron, de Titus, etc., offraient, il y aura bientôt deux mille ans, à
l'admiration du peuple romain. Les marbres les plus
rares, des vases précieux, des bronzes, des colonnes,
des statues dues au ciseau des plus grands maîtres,
des dorures habilement ménagées, rehaussaient encore
de tout leur éclat l'intérieur de ces monuments gigan-
tesques.

Il est dfficile de se représenter le nombre prodigieux
d'usages auxquels ils étaient consacrés. Outre les immenses piscines et les milliers (1) de cellules destinées
aux différents bains que l'on pouvait y prendre, on y
trouvait des théâtres, des temples, des amphithéâtres,
des basiliques, des salles de festins, de vastes promenades découvertes et plantées d'arbres, des écoles fréquentées par la jeunesse, des exèdres, espèces d'aca-
démies où se réunissaient les savants pour discuter,
enfin, des bibliothèques que chacun pouvait consulter
librement (2).

Les bains les plus beaux et les plus complets, chez
les Romains comme chez les Grecs, offraient d'habitude les appartements suivants :

1° Une apodytère ou déshabilloire ;

2° Un onctuaire, lieu qui renfermait l'huile et où se
faisaient les onctions ;

3° Un conistère, où se trouvait le sable ;

______

(1) Les thermes de Dioclétien contenaient trois mille baignoires.
(2) Camérou.

4° Un sphéristère, lieu des exercices;

5° Un bain chaud;

6° Une étuve, chambre voûtée à suer;

7° Un tépidaire ou bain tiède,

8° Un frigidaire ou bain froid.

Après avoir quitté leurs vêtements, les lutteurs entraient dans l'onctuaire, où ils se frottaient tout le corps avec une huile grossière, afin de lui donner de la souplesse avant de commencer les exercices. Ils se rendaient ensuite dans le conistère, où l'on réservait un sable fin dont ils se couvraient pour donner prise à la main qui, dans la lutte, cherchait à les saisir. Cette salle contenait aussi les parfums dont on se servait au sortir du bain. On peut voir dans le XXIV° livre de l'*Odyssée* combien cette coutume était ancienne dans la Grèce et dans toute l'Asie.

Après tous ces préparatifs, les baigneurs passaient dans le sphéristère, salle immense où ils se livraient à toutes sortes de jeux propres à développer les forces physiques. Le jeu du ballon qui jouit encore, parmi nous, d'une certaine faveur, était alors le genre d'exercice le plus à la mode. Quand la situation du lieu le permettait, ce sphéristère était découvert et exposé au soleil, ou pour mieux dire, il y avait dans les bains les plus complets deux sphéristères. Les jeux duraient jusqu'au moment où le son d'une cloche annonçait que les étuves et les bains chauds étaient prêts. La foule se hâtait alors de s'y rendre; puis, chacun s'asseyait

sur un banc de marbre situé au dessous de la surface
de l'eau autour d'immenses piscines où l'on pouvait nager au besoin. Après un temps plus ou moins long,
les baigneurs se ratissaient la peau avec des instruments particuliers nommés *strigils* (1) qui servaient
à enlever de vive force la poussière devenue tenace par
son mélange avec la matière grasse sécrétée sur la
peau. En sortant du bain chaud, ils entraient dans le
tépidaire où ils se plongeaient dans une eau tiède, pendant quelques instants; et passant de là dans le frigidaire, ils s'y arrêtaient quelques minutes avant de
s'habiller. On croyait, et ce n'était pas sans raison,
qu'il fallait terminer ainsi pour resserrer les pores de
la peau dilatés par la chaleur de l'eau ou par la vapeur,
et empêcher, par ce moyen, une perte trop grande de
la transpiration. Mais il ne paraît pas, d'après les auteurs, que l'usage de ces deux derniers bains ait toujours existé. Il est probable, comme le pensent quel-
ques-uns, que l'on passait dans le tépidaire et le frigidaire pour ne pas s'exposer brusquement à l'air froid
du dehors et que ces deux dernières pièces étaient
chauffées à un degré de température convenablement
calculé pour obtenir un effet gradué. Le désaccord qui
règne sur ce point, parmi les auteurs, s'explique lorsqu'on sait que les bains froids employés dans le trai-

(1) Les strigils étaient des espèces de couteaux d'ivoire ou de métal droits
ou courbés sur le côté, pour se conformer à la rondeur des membres. Le
mot français *étrille* tire son nom et sa signification du mot latin *strigil.*

tement des maladies par Antonius Musa, médecin
d'Auguste, qui s'en était servi avec succès pour la guérison de ce prince, tombèrent en défaveur après la
mort de Marcellus, causée, dit-on, par le même remède; et que, vers la fin du règne de Néron, ils reprirent, grâce aux efforts d'un médecin de Marseille,
nommé Charmis, la vogue qu'ils avaient perdue.

Les bains des particuliers étaient loin d'offrir une
disposition exactement semblable à la description que
je viens de donner des bains publics. Chacun suivait
son goût dans leur construction. La même pièce servait quelquefois à des usages différents, et les modifications, quant à la forme, étaient aussi nombreuses que
la fortune et les goûts de luxe des propriétaires. Du
reste, il était de bon ton d'y étaler un luxe effréné.
Aussi Pline adresse-t-il de sévères reproches aux
dames de son temps qui faisaient recouvrir en argent
le plancher de leur chambre de bain.

Les bains des Anciens, quoique bâtis généralement
d'après un plan pareil, offraient cependant une notable différence. A Rome, même dans les plus beaux
établissements, la majeure partie de l'étendue de l'é-
difice était consacrée aux bains proprement dits, ce
qui leur avait valu le nom de *Thermes* du mot grec
*thermos* qui signifie chaud; tandis que chez les Grecs,
le gymnase occupait l'édifice presque tout entier, et le
bain n'avait qu'une très-étroite dimension. Cette différence donne la mesure de la passion pour les bains

qui, vers la fin de la république, s'était emparée des Romains, et qui dura jusqu'à la décadence de l'empire.

Dans le principe, les bains publics n'étaient ouverts qu'à deux heures après midi et on les fermait à cinq. Les malades seuls avaient le droit d'y pénétrer à toute heure. Par la suite, voulant caresser le peuple dans ses goûts favoris, les empereurs ordonnèrent d'en ouvrir les portes plus tôt, et de les fermer plus tard. Néron les fit ouvrir à midi. Alexandre Sévère en permit l'entrée dès la pointe du jour, et fournit même, à ses frais, l'huile des lampes qui les éclairaient. Dès lors, les Romains y passèrent leur vie : ils s'y baignaient souvent deux fois par jour, et faisaient de l'eau chaude un élément indispensable à leur existence. Il ne faut cependant pas attribuer exclusivement aux bains cette passion singulière. Le désir et l'espoir d'y rencontrer ses amis, d'apprendre les nouvelles du jour et de passer le temps d'une manière agréable n'en étaient pas les instigateurs les moins puissants.

Pline (1), raconte un fait qui prouve quelle étrange jalousie les Romains manifestaient pour tout ce qui se rattachait à leurs bains : « On avait, dit-il, placé de- « vant les thermes d'Agrippa la statue d'un baigneur « qui se frottait avec le strigil : cette statue faite par « Lysippe était d'un travail si exquis que Tibère, qui « l'admirait plus que toutes les autres statues qui dé-

(1) Livre XXXIV, chap. VII.

« coraient Rome, sous son règne, la fit transporter
« dans sa chambre à coucher. Mais la populace ne pou-
« vant supporter cette privation le força par ses in-
« sultes à la faire remettre à sa place. »

Une des plus grandes largesses que les empereurs
pussent faire au peuple, à l'occasion de quelque ré-
jouissance publique, était de lui accorder l'entrée gra-
tuite des bains.

Enfin, cette passion était telle que Titus ordonna,
pour dissiper la tristesse et l'effroi que d'affreuses ca-
lamités (1) avaient répandus dans Rome, qu'on cons-
truisit aussi vite qu'on le pourrait les thermes et l'amphithéâtre qui portèrent son nom.

De tous les peuples de la Grèce, les Lacédémoniens
eurent seuls des gymnases et des bains communs aux
deux sexes. Les anciens Romains ne suivirent pas cet
exemple. Un sentiment de pudeur poussé à l'excès,
empêchait un père de se baigner avec ses fils et même
avec ses gendres (2). Mais plus tard, la corruption des
mœurs fit de tels progrès que l'on vit, sous le règne de
Domitien, les femmes se baigner pêle-mêle avec les

(1 Sous son règne, l'Italie fut affligée des plus grands sinistres connus
dans l'histoire du monde : la première éruption du Vésuve, la ruine de
deux villes importantes, Herculanum et Pompéïa, un incendie immense
qui détruisit plusieurs quartiers de Rome, les temples de Sérapis, d'Isis,
de Neptune et de Jupiter Capitolin, les bains d'Agrippa, les théâtres de
Pompée et de Balbus la bibliothèque d'Octave, et plusieurs édifices dont
l'histoire ne fait aucune mention particulière.

(2) Cicéron, De offic.

hommes. Cette coutume, dès lors, généralement adop-
tée, fut prohibée plus tard par Adrien et Marc-Au-
rèle; puis tolérée de nouveau par Héliogabale; elle
fut définitivement abolie par Alexandre Sévère.

Il régnait, en outre, dans ces bains une excessive
liberté par rapport au rang. Les personnages les plus
nobles et les plus riches s'y trouvaient mêlés avec les
plébéiens les plus pauvres. Les empereurs eux-
mêmes, pour se rendre populaires, les fréquentaient souvent. L'anecdote suivante, rapportée par
Spartien, ne laisse aucun doute à cet égard : « L'em-
« pereur Adrien se baignait souvent, dit-il, avec la
« foule du peuple. Là, il aperçut, un jour, un vieux
« soldat qui, n'ayant personne pour se faire nétoyer la
« peau, y suppléait en se frottant le dos contre la mu-
« raille. Adrien qui l'avait connu au milieu des camps,
« lui demanda pourquoi il en agissait ainsi? C'est,
« répondit le vieillard, parce que je n'ai pas de valet.
« L'empereur lui fit aussitôt donner des esclaves et
« une pension. Le bruit d'une action qui avait eu tant
« de témoins fut bientôt répandu dans tous les quar-
« tiers de Rome, et la première fois qu'Adrien revint
« aux bains publics, plusieurs vieillards ne man-
« quèrent pas de s'y trouver, et cherchèrent à attirer
« sur eux, par les mêmes moyens, les regards et la
« générosité du prince. Mais Adrien, ayant remarqué
« ce manège, loin de les traiter comme son vieux com-
« pagnon d'armes, leur fit distribuer des strigils, et

« leur ordonna de s'en servir en s'entr'aidant les uns les
« autres. »

Ce n'était pas seulement la ville aux sept collines
qui renfermait des bains publics ou particuliers : il y
en avait dans toutes les villes d'Italie et dans les palais
de la noblesse et des affranchis. On en trouvait encore
dans toutes les provinces romaines. De nos jours, il
est facile de rencontrer des vestiges des thermes romains dans tous les pays qui firent autrefois partie des
provinces conquises. Paris, ancienne résidence de
Julien, avant son avènement à l'empire, en recèle de
précieux restes connus de tous ses habitants sous le
nom de Thermes de Julien, et qui sont situés dans la
partie moyenne de la rue de La Harpe, non loin de
l'ancien hôtel Cluny.

La plupart de ces magnifiques édifices qui, pendant
les plus beaux jours de l'empire, avaient fait l'orgueil
et les délices des Romains, furent détruits par le van-
dalisme des hordes barbares : ceux qui restèrent de
bout reçurent une autre destination, ou, n'étant plus
réparés, finirent par tomber en ruines.

Les bains qui composaient un des éléments de la vie
molle et fastueuse des Romains, n'étaient, au contraire,
pour les nations envahissantes et guerrières qu'un
simple moyen de propreté. Aussi les nouveaux vain-
queurs se bornèrent-ils à prendre le bain comme au
temps de Scipion, et leur peu de goût pour le luxe ne
leur inspira jamais l'idée de construire des monuments

pareils à ceux qui décoraient l'ancienne cité des maîtres du monde. L'utilité et la commodité réunies furent le seul but qu'on se proposa dans la construction
des thermes qui furent élevés dans la suite en Italie ou
dans les autres contrées de l'Europe.

On peut voir dans les éphémérides troyennes, que les
bains furent fréquentés pendant tout le moyen-âge jusqu'au seizième siècle, époque à laquelle l'usage du
linge devint général. Après avoir fait la description
des thermes en ruines qui existaient à Troyes, Grosley
ajoute : « La barbarie du moyen-âge ne pouvant at-
« teindre à la magnificence se borna à la commodité
« pour les bains publics, et pour d'autres établisse-
« ments qui se formèrent en Europe. On en dut l'idée
« aux Arabes chez lesquels les arts et les sciences
« avaient trouvé un asile. Les croisades et le commerce
« avaient ouvert aux Européens les pays qui floris-
« saient sous les lois de ces peuples : le goût naturel
« pour l'imitation fit le reste. Les étuves et les bains
« publics furent longtemps aussi fréquentés en Europe
« qu'ils le sont encore aujourd'hui dans le Levant. On
« y était attiré par des raisons de propreté, de santé,
« mais plus encore par le besoin de société entre des
« gens qui vivaient peu ensemble et qui ne se voyaient
« que dans ces lieux. Les uns y prenaient le bain
« d'eau, d'autres celui de vapeur, plusieurs n'y ve-
« naient que pour causer chaudement dans la froide
« saison. Elles étaient pour ces derniers ce que sont

« encore aujourd'hui les poêles en Allemagne, les es-
« taminets en Hollande et les cafés à Paris. »

« Ce n'est guère que dans les bains, dit M. de Mar-
« changy (1), ou bien à l'église et chez les accouchées
« que les femmes se voient. Les hommes s'assemblent
« aux bains, chez les barbiers, dans les cabarets, aux
« halles, ou à la porte Baudoyer. Il y a des bains par-
« ticuliers dans les hôtels, et les personnes que l'on
« prie à dîner sont en même temps invitées à se bai-
« gner. »

On lit dans les *Essais historiques sur Paris,* par
Sainte-Foix, que les seigneurs et les grandes dames
prenaient chaque jour un bain avant le dîner et que
les bourgeois en prenaient plusieurs par semaine.
« L'usage des étuves, dit-il (2), était anciennement
« aussi commun en France, même parmi le peuple,
« qu'il l'est et l'a toujours été dans la Grèce et dans
« l'Asie : on y allait presque tous les jours. Saint Ri-
« gobert fit bâtir des bains pour les chanoines de son
« église et leur fournissait le bois pour chauffer l'eau.
« Grégoire de Tours parle de religieuses qui avaient
« quitté leur couvent parce qu'on s'y comportait dans
« le bain avec peu de modestie. Le pape Adrien Ier re-
« commande au clergé de chaque paroisse d'aller se
« baigner processionnellement, tous les jeudis, en
« chantant des psaumes. »

(1) *Tristan-le-Voyageur, ou la France au quatorzième siècle.*
(2) Tome I, p. 212.

A cette époque, comme au temps des empereurs romains, les mœurs eurent parfois à souffrir, dans ces bains, de la confusion des sexes ; et les ordonnances que nécessita un pareil abus ne furent pas toujours religieusement respectées. Les statuts synodaux d'Avignon, publiés en 1441, interdisent aux ecclésiastiques et même aux clercs mariés l'entrée des étuves publiques : *quod dictæ stufæ sunt prostibulosæ et in eis meretricia prostibularia publicè ac manifestè committuntur.*

Bien que l'usage du linge ait, en se propageant, diminué de beaucoup la valeur hygiénique du bain, et occasionné la ruine et l'oubli des étuves et des bains du moyen-âge, des établissements publics n'ont pas moins continué, dans notre siècle, à se multiplier partout à l'infini, grâce aux salutaires conseils de la médecine, aux progrès des lumières et à l'amélioration du bien-être matériel des masses. Aussi n'est-il pas une rue de quelque importance dans Paris qui ne contienne plusieurs bains publics, et chaque jour ne voit-il pas éclore de nouveaux établissements qui tous, malgré le nombre et la proximité de maisons rivales, grandissent et prospèrent, comme pour donner la mesure des besoins d'une population intelligente et éclairée. C'est ainsi qu'en se répandant dans tous les rangs de la société, cet usage a déjà produit les résultats les plus satisfaisants pour la santé publique, et que, par son heureuse influence, le nombre et la gravité des affections de la peau, entre autres, ont successivement diminué et n'étalent plus, à chaque pas, dans nos rues, comme on le voyait autrefois, ce hideux et triste côté des infirmités humaines.

## Description anatomique de la Peau.

La peau, sous la forme d'une membrane, recouvre tout le corps, le protège contre les agents extérieurs, en fait valoir les formes et complète l'œuvre de sa structure anatomique. Sa couleur varie suivant les peuples et les différentes régions du globe, et dans ces mêmes contrées, suivant les individus : cependant on peut dire d'une manière générale qu'elle est noire chez les Nègres, basanée chez les Arabes, cuivreuse chez l'Américain indigène, et blanche ou rosée chez les Européens. La peau des femmes et des enfants est ordinairement plus blanche et plus fine que celle des hommes. Elle perd avec l'âge son éclat, sa souplesse et sa fraîcheur, pour devenir sèche, aride et plissée. Elle offre à considérer des productions de même nature que la corne : ce sont les ongles et les poils. Ces derniers diffèrent par le nombre et la couleur suivant l'âge, les individus et les régions qu'ils occupent.

La peau, vue de près et mieux encore à l'aide d'une loupe, paraît criblée d'une multitude innombrable de petits trous, dont les uns plus fins que les autres sont les orifices des vaisseaux exhalants et absorbants, tandis que les autres servent à verser sur la peau, la liqueur onctueuse des follicules sébacés auxquels ils appartiennent.

On remarque en outre, sur la peau, des plis nombreux, les uns dus à la contraction des muscles, comme aux paupières, au front, aux lèvres, aux sourcils, etc., les autres très petits, linéaires, résultant de la disposition circulaire des papilles, comme on le voit à la face palmaire de la main et à la plante du pied. Il est des plis qui correspondent à toutes les articulations et qui servent à la locomotion ; d'autres plus petits, infiniment nombreux occupent toute la surface de la peau qu'ils divisent en losanges peu réguliers et qui ressemblent assez bien aux hachures que font les dessinateurs et les graveurs pour ombrer : c'est à eux que la peau doit son extensibilité.

Il est encore des plis d'amaigrissement qui proviennent du défaut d'harmonie entre le volume du corps et son enveloppe. Ils sont, chez le vieillard, beaucoup plus sensibles que chez l'homme jeune, parce que dans le premier, la peau a perdu par l'effet de l'âge son élasticité et son ressort. Enfin, on trouve communément, à la suite de la grossesse ou d'une hydropisie, des plis dont le nombre et la profondeur varient. Ces plis sont le résultat d'une tension outrée des téguments de l'abdomen : il s'effacent rarement parce qu'ils entraînent le plus souvent une altération partielle dans la texture de la peau.

Dans toute l'étendue de sa face profonde, la peau est unie aux parties soujacentes au moyen d'un tissu cellulaire graisseux. C'est par cette face adhérente qu'elle reçoit ses nerfs et ses vaisseaux artériels, et c'est d'elle que partent les radicules veineuses pour se rendre au cœur. « On ne se fait peut-être pas gé- « néralement, dit M. Cruveilher dans son excellent « *Traité d'anatomie descriptive*, une idée exacte de « l'énorme quantité de nerfs et de vaisseaux artériels « que reçoit la peau, du grand nombre de veines « qu'elle fournit : son importance dans l'état physiolo- « gique et dans l'état pathologique est suffisamment « expliquée par cette circonstance de structure. »

## STRUCTURE DE LA PEAU.

La peau est constituée : 1° par le derme ou chorion; 2° les papilles ; 3° le pigmentum ; 4° le réseau lym- phatique ; 5° l'épiderme ; 6° les parties accessoires, telles que les poils, les ongles, les follicules sébacés ; 7° des vaisseaux veineux, artériels et lymphatiques ainsi que des nerfs.

### Le derme.

De toutes les couches qui par leur union forment la peau, le derme est la plus épaisse, la plus forte et la plus profonde. Son épaisseur n'est pas la même dans toutes les régions : elle varie aussi suivant l'âge et le sexe. Aux mamelles, aux grandes lèvres, aux paupières, au scrotum, il est remarquable par sa ténuité : dans toute la partie postérieure du tronc, au contraire, et dans le cuir chevelu, son épaisseur est double de celle qu'il présente sur la face antérieure. Dans les membres, elle est plus fine dans le sens de la flexion que du côté de l'extension, sa force étant nécessairement proportionnée aux efforts qu'elle est appelée à soutenir.

La face profonde du derme présente une foule d'alvéoles fibreuses dont le sommet regarde sa surface libre et s'y termine par des ouvertures très fines dont nous avons parlé dans la description générale. C'est à la plante des pieds et à la paume des mains qu'on les trouve à leur maximum de développement. Ils sont remplis de petits sacs graisseux, conoïdes, comme elles, qui sont le siège de cette inflammation circonscrite de la peau souvent bien douloureuse connue sous le nom de furoncle. Des fibres lamelleuses entrecroisées en tous sens forment, par leur mélange avec le tissu cellulaire, les veines, les artères et les nerfs, un tissu inextricable d'où résultent la force et l'élasticité qui caractérisent la peau. Comme chez les animaux le derme humain étant de nature fibreuse se résout en gélatine par la coction. Il acquiert de l'épaisseur et une grande résistance par le procédé du tannage qui le transforme en cuir.

### Le pigmentum.

Les anatomistes donnent ce nom à la matière colorante qui est située sous l'épiderme de l'homme blanc comme sous celui de l'homme de couleur. Le pigmentum si développé chez le Nègre semble provenir de la matière colorante du sang.

### L'épiderme.

Ce n'est pas sans raison que plusieurs auteurs l'ont comparé à un vernis étendu sur toute la surface de la peau, car cette pellicule qui se détache si facilement par l'action du vésicatoire ne contient ni vaisseaux, ni nerfs, et par conséquent, ne jouit d'aucune organisation. Elle est mince, demi-transparente. Jetée sur les charbons ardents, elle répand une odeur de corne brûlée, comme les poils et les ongles, de la nature desquels elle participe. Le frottement ou la pression des corps étrangers en augmente l'épaisseur et la dureté, comme on le voit si communément aux orteils des personnes qui portent des chaussures trop étroites ou aux mains calleuses des ouvriers.

J'ai énuméré les parties accessoires qui concourent à former le tissu cutané. Je n'entrerai pas dans les minutieux détails qui les concernent, n'ayant voulu qu'esquisser rapidement les notions que possède la science sur cette intéressante question de l'anatomie de l'homme. Les personnes étrangères aux études médicales pour lesquelles j'écris, en grande partie, cet ouvrage, seront, après avoir lu le chapitre qui précède, suffisamment en état de comprendre le suivant dont je m'empresse de proclamer ici l'importance. Ainsi se dévoileront, tout d'abord, aux regards attentifs du lecteur, l'utilité, le mode d'action, le but et l'efficacité des bains.

## PHYSIOLOGIE DE LA PEAU.

Une fois décrite dans ses parties constitutives, examinons la peau sous un point de vue physiologique : car l'anatomie et la physiologie sont, si je puis m'exprimer ainsi, deux sciences jumelles ; et la connaissance parfaite de l'homme ou de ses organes ne peut être acquise que par l'étude simultanée de l'une et de l'autre.

La peau remplit plusieurs fonctions dont on verra l'utilité ressortir jusqu'à la dernière évidence par les détails qui suivent. Et d'abord, elle est l'organe du tact ou du toucher. Sentinelle vigilante, elle communique rapidement au cerveau, siège définitif de l'âme, l'impression qu'elle éprouve des contacts qu'elle essuie. Les ramuscules nerveux qui viennent, sous forme de papilles, s'épanouir, en si grand nombre, à la surface du derme, les rameaux nerveux et les gros nerfs en sont les conducteurs fidèles dans l'état normal. C'est ainsi qu'elle nous donne la sensation du chaud, du froid, des corps étrangers, agents physiques ou chimiques qui lui font jeter tour-à-tour des cris de joie ou d'alarme nécessaires à notre conservation. Mais le principal rôle que la peau est appelée à remplir dans l'organisme, est d'être l'une des voies d'excrétion le plus abondantes. En effet, c'est à sa surface que vient se répandre cette humeur grasse dont nous avons déjà parlé, et c'est d'elle que se dégage une évaporation continuelle appelée transpiration insensible ou perspiration cutanée.

Les follicules sébacés sont les agents de la sécrétion de cette matière onctueuse. Comme ils sont très nombreux au cuir chevelu, dans le creux de l'aisselle, aux environs des parties génitales et de l'anus, aux ailes du nez et derrière les oreilles, c'est aussi, dans ces divers endroits, que ce fluide est le plus copieux. Les peaux dites huileuses, sont celles qui en sont le plus abondamment pourvues, et leur odeur en est d'autant plus forte et caractéristique. L'usage de cette humeur grasse est d'assouplir la peau et de la protéger contre les frottements : elle est, en outre, dépuratrice, et à ce titre, elle est nécessaire à l'entretien de la santé.

Le corps de l'homme est constamment entouré d'un nuage vaporeux qui se dissipe et se renouvelle sans cesse. Ce phénomène physiologique devient visible quand l'air est sec et froid, et que le corps est échauffé par une course rapide ou des efforts violents. C'est là cette excrétion que les physiologistes ont appelée transpiration *insensible*, et qui, en se condensant, coule sous forme liquide et prend le nom de *sueur*. Elle est le résultat de l'exhalation artérielle, et son abondance est généralement en raison directe de la force des individus. Une grande énergie vitale de la peau, certains états atmosphériques sont encore des conditions qui favorisent puissamment son développement.

Des expérimentateurs zélés ont, sous des zônes différentes, cherché à évaluer la quantité de la transpiration insensible. A Venise, un homme doué d'une opiniâtreté capable à elle seule d'illustrer un ami de la science (1), après trente années d'expériences et de recherches minutieuses, finit par conclure que sur huit livres d'aliments solides et liquides pris en vingt-quatre heures, cinq disparaissaient par la transpiration et trois seulement par les selles et les urines. Dodart, à Paris, Keil, Robinson et Rhie, en Angleterre et en Irlande, Gorter en Hollande, Linnings dans la Caroline méridionale et plusieurs autres savants, répétèrent les expériences de Sanctorius. Mais on ne peut avoir qu'un médiocre degré de confiance dans le résultat de leurs recherches, parce qu'ils ne tinrent pas compte d'autres excrétions intéressantes, telles que la transpiration pulmonaire et les mucosités bronchiques et nasales que Séguin et Lavoisier s'efforcèrent vainement de séparer. De tout cela, il résulte néanmoins que la perspiration cutanée est une des excrétions les plus importantes, mais qu'il

_______

(1) Sanctorius passa vingt années de sa vie sur le plateau d'une balance.

est bien difficile d'en apprécier mathématiquement la quantité, car elle varie à l'infini selon les âges, les sexes, les tempéraments et les climats. « En France, disent MM. Richerand et Bérard (1), et sous les zônes tempérées, la quantité de la transpiration insensible ne diffère guère de celle des urines : on peut l'estimer de deux à quatre livres dans l'espace de vingt-quatre heures. » Or, il est à propos de dire que ces deux sécrétions peuvent se remplacer, et que l'augmentation de l'une entraîne ordinairement la diminution de l'autre ; que ce sont les fonctions de la peau qui prédominent dans la saison chaude et les climats méridionaux, tandis que celles des organes sécréteurs de l'urine l'emportent pendant l'hiver et dans les régions septentrionales. Outre ces liaisons si étroites de la peau, il en existe d'autres fort importantes avec la transpiration pulmonaire qui, se dégageant par le mécanisme de la respiration, est toujours active et abondante. On la voit aussi s'accroître quand les fonctions de la peau languissent, et diminuer, dans le cas contraire. Les sympathies de la peau avec les membranes muqueuses qui tapissent intérieurement les voies intestinales ne sont pas d'un moindre intérêt. Comme les précédentes, elles dégagent dans la cavité cylindrique des intestins une vapeur qui, sous l'influence d'un refroidissement, augmente et se décèle souvent par des diarrhées séreuses.

(1) Tome III, p. 102.

Chez les enfants la transpiration insensible est plus forte que chez les vieillards. Elle est peu abondante chez les personnes douées d'une complexion délicate. Enfin elle est plus active par un temps sec et chaud dont l'air se renouvelle avec facilité que par les temps humides.

Comme tous les êtres vivants, l'homme a la propriété de puiser en lui-même le calorique qui lui est nécessaire pour s'entretenir à une température uniforme qui reste indépendante du milieu dans lequel il se trouve placé et des corps qui le touchent. Cette température est ordinairement de 32 dégrés au dessus de zéro (thermomètre Réaumur). Quand elle dépasse cette limite, une transpiration plus active et plus abondante ne tarde pas à en soutirer l'excès, et à ramener un équilibre plus conforme aux vues de la nature.

La transpiration cutanée se métamorphose en sueur sous l'influence de causes diverses. Tout ce qui accélère la circulation, comme des efforts violents, la danse, les sauts, une course rapide, les frictions, le contact du calorique sous forme d'air chaud, d'eau ou de vapeur aqueuse, les boissons chaudes et diaphorétiques, etc., peut faire ruisseler la sueur sur la peau. Le même phénomène suit également une émotion morale et résulte d'une cause purement nerveuse. Le passage du soleil à l'ombre, l'influence atmosphérique, comme on le voit souvent, l'été, aux approches d'un orage, peuvent encore facilement provoquer la sueur.

On conçoit, d'après cela, que la sueur n'est pas une excrétion uniforme et constante comme la transpiration, puisqu'il faut des conditions particulières pour la produire, qui toutes agissent en portant le trouble dans l'organisme : aussi les sueurs affaiblissent-elles le corps, tandis que la transpiration insensible le fortifie.

Poussées à l'excès, elles amènent un prompt épuisement. C'est ainsi que dans la suette et la phthisie elles plongent dans un cruel marasme les malheureux qui en sont atteints.

Nous devons dire ici un mot de ce phénomène, quelquefois bien grave, vulgairement connu sous l'énergique dénomination de *sueur rentrée*. En effet, d'après les médecins vitalistes, il ne peut y avoir de marche rétrograde de la part d'un fluide excrémentitiel, dont l'expulsion est nécessaire à la santé; mais il peut très bien se faire un déplacement des forces vitales fixées trop fortement sur la peau, où elles y déterminaient une sueur abondante, et leur transport rapide sur un autre organe. De là, une congestion morbide qui remplace celle qui s'opérait vers la peau; et si la sueur cesse de couler, c'est que deux parties de notre économie ne peuvent être en même temps en exaltation d'action. De cette explication ressort, d'une part, ce précepte de haute sagesse hygiénique, non seulement de ne jamais contrarier la peau dans ses fonctions transpiratoires, mais encore d'en favoriser l'exercice régulier, par tous les moyens que l'hygiène prescrit; et, d'autre part, que, dans les maladies occasionnées par la suppression de la transpiration, une sueur habilement provoquée deviendra l'un des plus puissants agents de la guérison.

La peau peut absorber par sa surface, des substances étrangères. Cette absorption s'exerce avec la plus grande facilité quand la peau est dépouillée de sa couche épidermique. Cependant elle a lieu sans cela d'une manière assez active. Ainsi la pesanteur du corps est sensiblement accrue par l'immersion dans un bain. J'ai vu, pour ma part, des ulcères vénériens du voile du palais et du palais lui-même, avec carie des os palatins, se cicatriser très promptement par l'usage des bains de deutochlorure de mercure, à haute dose. On connaît l'expérience concluante de Bichat sur les miasmes de l'amphithéâtre qu'il absorbait par la peau. C'est par la peau que beaucoup de maladies contagieuses nous sont transmises, telles que la rage, la syphilis, la variole, etc., mais c'est aussi par la peau qu'on introduit ordinairement les moyens propres à en neutraliser les pernicieux effets : au premier rang, sont les préparations mercurielles et le vaccin. Du reste, on peut faire absorber à la peau presque toutes les substances médicamenteuses et les poisons eux-mêmes. Mais alors la dénudation de l'épiderme est indispensable, et l'administration des remèdes par cette voie, qui est quelquefois la seule praticable, se nomme méthode endermique.

## De l'utilité des Bains.

L'utilité des bains doit être envisagée sous le double rapport de l'hygiène et de la médecine.

Si les considérations historiques que nous avons présentées sur les bains chez les Anciens et au moyen-âge ne leur assignaient pas une place assez honorable au rang des besoins de l'hygiène, il suffirait d'ouvrir le livre de Moïse et le Coran. Là, on verrait, en effet, deux grands législateurs emprunter l'autorité de la religion elle-même pour forcer des peuples ignorants et misérables à lutter par des moyens efficaces de propreté contre les épidémies et la lèpre qui les dévoraient.

La lecture attentive de nos données physiologiques sur la peau, en montrant l'importance des fonctions de cette vaste enveloppe, fera comprendre aussi de quel prix sont pour nous les moyens à l'aide desquels nous pouvons les favoriser. Car, indépendamment de l'humeur onctueuse si abondante, des résidus concrétés de la transpiration et des molécules étrangères ramassées dans l'air, qui, par leur séjour prolongé, irritent la peau, y occasionnent des démangeaisons et des dartres, source de malaise et d'incommodités nombreuses, les bouches exhalantes de la peau se trouvent fermées, la transpiration reste suspendue, et les fluides dont la déperdition est nécessaire par cette voie, ont, dès lors, une tendance facile à se porter sur un organe interne, tels que le poumon, la plèvre, le tube intestinal, etc., pour y déterminer des altérations différentes par leur nature et leur gravité. « L'eau (1) assouplit la peau et rend les mouvements faciles. La propreté, véritable vertu domestique, est une des plus indispensables conditions pour l'entretien de la santé. Sans propreté les maladies de tout genre assiègent l'espèce humaine. On ne saurait donc trop louer les premiers législateurs d'avoir exigé l'usage des bains de leurs sectateurs ; et l'on ne saurait trop les recommander comme un des principaux moyens d'entretenir l'harmonie des fonctions. »

Ce n'est pas seulement en agissant comme dissolvant des matières attachées à la peau que le bain éloigne les causes de maladie, mais encore, à une température sagement appréciée, il calme l'irritabilité des nerfs, et il est, sous ce rapport, d'un usage indispensable dans le traitement de leurs maladies, comme dans l'hygiène des femmes délicates et des hommes de cabinet qu'une continuelle tension de l'esprit prédispose aux affections du cerveau.

Le ramollissement des tissus, l'imbibition de l'épiderme, l'absorption d'une certaine quantité d'eau, le choc parfois plus ou moins énergique du liquide, le contact d'un grand nombre de molécules enveloppant le corps et imprimant une modification prompte et diverse à sa température sont encore des phénomènes

_______

(1) Rostan, *Dict. de méd.*

bien propres à donner une idée juste de l'efficacité des bains et du mécanisme de leur action.

Envisagée sous le rapport médical, l'utilité des bains reçoit alors la plus complète authenticité. Pendant bien des siècles on ne connut d'autres médecine à Rome. En effet, l'usage des bains appliqués au traitement des maladies constitue une médication particulière, susceptible, comme on le verra plus loin, des modifications les plus nombreuses, véritable médecine endermique dont la puissance ne saurait être revoquée en doute. J'ai acquis, pour ma part, une telle conviction de leur efficacité entre des mains habiles, que j'en suis arrivé à croire que, si une foule de médicaments qui surchargent du poids de leur inutilité la matière médicale, venaient à manquer, les médecins trouveraient encore dans l'emploi bien entendu des bains, de quoi se consoler facilement de leur perte : j'ose même dire que, si on y suppléait par l'adoption de cette unité de moyens si riches, d'ailleurs, par leur variété, la science médicale en se simplifiant ne pourrait qu'y gagner. Loin de moi la pensée, en émettant une semblable opinion, de vouloir diminuer l'importance des vrais médicaments et ravaler la profession, de nos jours trop peu honorée, de la pharmacie, sans le concours de laquelle tout médecin de bonne foi doit renoncer à la pratique de son art : mais aussi ne serait-ce pas faillir à son devoir et à ses intérêts que de négliger de se faire, de précieux modificateurs qu'il trouve en dehors de l'officine, une arme victorieuse pour combattre les maladies et en assurer la guérison?

On voit un exemple frappant de l'action de la peau mise en jeu par les bains chauds, dans les phénomènes que présentent, à leur début, les fièvres éruptives. Ces affections commencent le plus ordinairement par des irritations bronchiques ou gastro-intestinales, qui s'appaisent à mesure que l'éruption s'étale, et qui augmentent, au contraire, lorsqu'elle ne suit pas dans son développement une marche régulière. On voit également, à la suite d'un refroidissement, les fonctions de la peau se suspendre, son tissu se resserrer, un frisson la parcourir, et la circulation capillaire s'arrêter complètement, tandis qu'un organe interne devient un centre de fluxion, et bientôt peut-être le siège d'une inflammation grave. Mais, si l'on est consulté à temps, on peut faire avorter cette affection commençante, en rappelant promptement la chaleur à la peau, en favorisant un mouvement expansif des fluides vers la circonférence, en provoquant enfin une congestion sur l'enveloppe cutanée, aux dépens de celle de l'organe interne qui ne tarde pas à être ramené à son état physiologique. C'est donc en appelant les forces vitales à la peau, c'est aussi en s'adressant aux sympathies de cet organe, qu'on parvient, à l'aide des bains, à trouver une solution heureuse à un grand nombre de maladies. Ajoutons que les modifications qu'on imprime à la peau, offrent rarement des inconvénients, qu'elles sont même souvent d'autant plus salutaires, qu'elles se présentent sous la forme d'une irritation plus vive, tandis que l'abus des médicaments pris à l'intérieur occasionne parfois de graves désordres sur l'appareil gastro-intestinal doué d'une bien plus grande irritabilité.

Par l'emploi de cette médication purement extérieure, c'est à dire, des bains d'eau simple, chaude, tiède ou froide, des affusions, immersions et douches de même nature, des bains et douches d'eau minérale naturelle et artificielle, des boues minérales, de la vapeur sèche ou humide, simple ou médicamenteuse, seule ou aidée du massage et des frictions, et d'une foule d'autres bains entiers ou partiels composés par l'art, on a obtenu des guérisons dans toutes les maladies, et même dans beaucoup d'affections jugées incurables par les praticiens les plus distingués, parce qu'elles avaient résisté jusque-là aux moyens le plus communément employés. Citerai-je Borden, proclamant d'une manière absolue l'incurabilité des maladies réfractaires à l'usage des eaux minérales naturelles ; Sanchez et Rapon, faisant de la vapeur une véritable panacée, et enfin, Priesnitz, ce paysan célèbre, inventeur de l'hydrothérapie, dont les cures merveilleuses font, dit-on, depuis quinze ans, l'admiration de toute l'Allemagne ?... Avec moins d'enthousiasme sans doute, et une plus juste appréciation des choses, on peut dire hardiment que les bains rendent chaque jour d'immenses services à l'humanité, et que priver la médecine d'une ressource aussi précieuse, serait peut-être lui ravir un des plus beaux fleurons de sa couronne.

## BAINS D'EAU SIMPLE (1).

Ils produisent des effets différents sur l'homme dans l'état de santé ou de maladie, suivant leur degré de température : aussi les diviserons-nous, d'après cette considération, à l'exemple de M. Rostan, en :

| | | |
|---|---|---|
| Bains très froids | de 0 à 10° | + 0 R. |
| Bains froids | de 10 à 15° | id. |
| Bains frais | de 15 à 20° | id. |
| Bains tempérés | de 20 à 25° | id. |
| Bains chauds | de 25 à 30° | id. |
| Bains très chauds | de 30 à 35° | id. |

### Bain très froid de 0 à 10° + 0 R.

Tous les phénomènes que nous allons décrire dans cet article, sont ceux qu'éprouve généralement, dans nos climats tempérés, un homme dans la force de l'âge adulte. L'impression peut varier suivant les individus ; mais si l'impression extérieure est diversement sentie, il y a beaucoup moins de diversité dans la manière dont les fonctions sont influencées par la température. En un mot, il peut y avoir d'assez notables différences dans l'étendue des résultats, mais non pas dans leur nature.

*Effet physiologique.* Horripilation générale, tremblement et engourdissement de tous les membres, douleurs de tête, de poitrine, du creux de l'estomac,

(1) Ce mot comprend également les douches, les affusions, les irrigations, les bains de pluie ou d'ondée, etc.

oppression, crampes, resserrement de tous les tissus, diminution du volume du corps et des membres, pouls serré, fréquent, battements plus énergiques du cœur, face livide, évacuation abondante d'urine : tels sont les symptômes immédiats, les plus remarquables, fournis par l'immersion dans l'eau à cette température.

Si, au sortir d'un tel bain, on se couche dans un lit bien bassiné, une puissante réaction se manifeste, et bientôt, au froid glacia et à l'engourdissement des membres, succède une chaleur ardente, comme celle de la fièvre, et un accroissement notable des forces.

Tous ces différents phénomènes s'expliquent par le refoulement du sang et des autres fluides de la périphérie vers le centre : c'est ce mouvement de retrait et de concentration qui, en opérant l'engorgement des viscères, occasionne ces maux de tête, d'estomac et de poitrine qui rendent l'eau, à ce degré, intolérable au bout de quelques minutes, sous peine de s'exposer à une attaque d'apoplexie cérébrale ou pulmonaire.

*Considérations hygiéniques et médicales.* — Ce bain est essentiellement tonique. Cependant il serait, comme on voit, fort imprudent d'en faire usage dans un pays tempéré comme le nôtre, autant sous le point de vue de l'hygiène que comme application médicale. Les peuples du Nord seuls peuvent le supporter ; et encore, c'est en sortant d'une étuve si brûlante que la sensation perçue n'est plus que celle d'une fraîcheur agréable.

### Bain froid de 10 à 15 ° + 0R.

*Effets physiologiques.* — Les phénomènes auxquels donne naissance l'immersion dans l'eau, à ce degré, ressemblent beaucoup aux précédents ; ils diffèrent seulement par une diminution sensible dans leur violence : ainsi, au lieu d'une horripilation générale et constante, on éprouve un frisson bien marqué, mais passager. Il est des hommes robustes dont la peau y devient rouge au bout de quelques minutes, preuve incontestable de la plus grande facilité que trouve l'économie à cette température, pour réagir contre l'action astringente de l'eau. Le refoulement de nos fluides est, dans ce cas, moins brusque, moins profond, moins durable. Aussi tout ce cortège de symptômes douloureux que nous avons observés dans le bain très froid n'existe qu'à peine dans celui-ci. Enfin, il est sédatif et il ralentit les battements du cœur lorsqu'on n'y fait aucun mouvement.

Nous pouvons résumer tout ce qui précède, en disant, avec M. Trousseau (1), que le bain froid détermine un paroxysme fébrile avec des stades de frisson et de chaleur.

*Considérations hygiéniques et médicales.* — Ce bain ne doit pas être prolongé au delà de dix minutes, un quart d'heure, sans quoi la réaction, c'est à dire,

______

(1) *Traité de Thérapeutique.*

l'accélération du pouls et l'augmentation de la chaleur de la peau ne pourraient avoir lieu, et les mêmes dangers signalés plus haut ne tarderaient pas à devenir menaçants. Ce bain, quand on peut le supporter, rend plus fort, plus léger, plus agile : il augmente l'appétit, facilite la digestion par l'énergie qu'il imprime à ses organes. Son action tonique se fait sentir à tout l'organisme sans en excepter le système génital qui en éprouve une vive excitation.

Pour être vraiment utile, pour être hygiénique, en un mot, le bain froid doit pouvoir être enduré, et on ne peut logiquement le permettre qu'à un adulte robuste chez lequel la réaction est facile. Par cette raison, on doit soigneusement le défendre aux hommes faibles, aux femmes, aux enfants et aux vieillards. Des hommes d'une complexion apoplectique, quoique jeunes, ainsi que des vieillards, sont morts dans un bain froid, frappés d'apoplexie. On l'a vu déterminer des convulsions chez des enfants et des adultes faibles et irritables.

Dupuytren (1) se louait beaucoup de leur efficacité dans le traitement de la chorée. Il faisait passer plusieurs fois son malade dans l'espace d'un quart d'heure entre deux lames d'eau ; puis, il lui ordonnait l'exercice pendant une heure environ. Malgré l'autorité de ce grand chirurgien, cette médication ne paraît pas

_______________

(1) *Leçons orales.*

avoir donné des résultats plus satisfaisants que beaucoup d'autres, qui peuvent chacune lui disputer l'honneur de quelques guérisons.

Les bains froids sont quelquefois un précieux auxiliaire d'un traitement dirigé contre le rachitisme et la
scrofule.

Ils rendent d'immenses services à la thérapeutique
dans le traitement des brûlures superficielles des membres, de la face et du cuir chevelu ; mais alors c'est
sous forme d'irrigations, à l'aide d'un siphon, qu'ils
sont et doivent presque toujours être employés. Le
fils d'un (1) de nos meilleurs chimistes, entre autres,
leur a dû son salut à la suite d'une brûlure de la face
et du cou produite par l'explosion d'une cornue pleine
d'acide sulfurique concentré. On prévint et neutralisa
par ce moyen une réaction inflammatoire du cerveau
excessivement grave, qui, par l'étendue et le siège de
la brûlure, était devenue inévitable.

Les bains froids partiels et les irrigations sont encore fort efficaces pour prévenir le gonflement et l'inflammation qui suivent les entorses. Il est nécessaire
alors d'y recourir de bonne heure, et l'usage en doit
être continué, jour et nuit, jusqu'à ce qu'on n'ait plus
rien à redouter de l'invasion de ces accidents.

Les médecins anglais ont vanté les affusions froides
contre la scarlatine la rougeole et la variole ; mais les
expériences malheureuses que j'en ai vu faire, il y a

______

(1) C. Barruel de la Sorbonne.

une dixaine d'années, dans les hôpitaux de Paris, ne sont pas de nature à encourager les médecins français à faire à leurs voisins d'outre-mer l'emprunt d'une médication aussi désastreuse.

Les bains froids sont nuisibles dans un grand nombre de maladies nerveuses : l'hystérie, l'épilepsie, l'hypochondrie, etc.; dans les phlegmasies aiguës du cerveau, de la poitrine et de l'abdomen. Les constitutions apoplectiques, les rhumatisants, les femmes enceintes, celles qui nourrissent, celles qui sont dans leurs règles, n'ont pas d'ennemi plus dangereux.

Les douches froides sont d'un usage fréquent dans le traitement de la folie. Cependant, chaque jour, on voit les médecins spéciaux en restreindre l'administration, et souvent même ne s'en servir que comme moyen d'intimidation sur certains aliénés en proie à des accès furieux.

On est quelquefois parvenu, à l'aide d'eau froide, à amener promptement la résolution de hernies étranglées par engorgements. Dans certaines affections commençantes de la moelle épinière résultant d'excès vénériens, j'ai vu les douches froides dirigées sur toute la longueur de la colonne vertébrale, produire, en peu de jours, d'excellents effets bientôt suivis d'une guérison complète.

### Bain frais.

*Effets physiologiques.* Ils sont à peu près les

mêmes que les précédents, ils sont seulement moins énergiques, et conviennent au plus grand nombre des individus, pourvu qu'ils soient valides. On ressent encore un frisson, mais beaucoup moins prononcé et moins durable. Quand on y fait des mouvements, on ne tarde pas à y éprouver un sentiment de bien-être. La sécrétion de l'urine augmente, et les forces musculaires y puisent un nouveau ressort; l'appétit devient plus vif et les fonctions de l'estomac plus actives; enfin, il tempère la chaleur du corps, pendant l'été, et apaise la soif.

*Considérations hygiéniques et médicales.* Le bain, à ce degré, est un précieux tonique. C'est la température de l'eau des rivières, en France, dans la belle saison. Il est d'autant plus salutaire qu'on s'y livre à l'exercice de la natation. Aussi l'on ne saurait trop en recommander l'usage pendant les chaleurs de l'été. Il faut ne jamais s'y plonger qu'à jeun, ou deux heures au moins après le repas, de peur que l'action astringente de l'eau fraîche ne détermine des vomissements, et même une congestion cérébrale. Cette précaution n'est pas moins utile que la suivante qui consiste à n'entrer dans l'eau qu'au bout du temps nécessaire à l'évaporation de la sueur dont le corps pourrait être couvert. Un exercice modéré avant le bain est aussi indispensable que pendant et après, dans le but de favoriser la réaction. Il est également bon, lorsqu'on se baigne dans une rivière, pendant l'ardeur du jour, de plonger la tête dans l'eau, de temps à autre, pour éviter un transport au cerveau ou un érysipèle de la face. L'action trop vive des rayons du soleil reçus tout à la fois directement et après avoir été réfléchis par la surface brillante de l'eau, sera suffisamment tempérée par ce moyen.

Ce bain convient dans toutes les maladies que nous avons énumérées à propos du bain froid : mais on devra le plus souvent commencer par lui et n'arriver qu'après un long usage à l'emploi de celui qui précède. Ainsi, il est utile dans toutes les maladies caractérisées par un défaut de force, telles que la scrofule, le rachitisme, la chlorose, l'incontinence d'urine, les pertes séminales, la leucorrhée, l'impuissance, etc.

Je l'ai vu produire, dans certaines gastrites chroniques et gastralgies accompagnées d'une grande débilité générale, de véritables résurrections. J'ai observé, en effet, des malades dont les fonctions stomacales s'étaient peu à peu anéanties par suite d'abus de tout genre, qui reprirent bientôt une vie nouvelle sous l'influence fortifiante des bains, douches ou affusions d'eau fraîche répétées jusqu'à trois fois dans les vingt-quatre heures. Chez ces malades, l'assimilation ne se faisant plus depuis longtemps, il existait une faiblesse extrême et un état de maigreur effrayant. Cette position fâcheuse provenait souvent moins d'une vie déréglée que des excès d'une thérapeutique trop fidèlement empruntée aux doctrines de l'école physiologique, dont les victimes, il faut en convenir, sont nombreuses dans ce genre de maladies.

Après chaque bain, qui ne durait jamais plus de cinq à dix minutes, ces malades étaient soigneusement séchés avec des linges chauds et replacés dans leur lit. Aussitôt que la chaleur avait reparu à la peau, en un mot, que la réaction avait eu lieu, ils suçaient, puis mangeaient des tranches de bifteck saignant, dont la digestion était, dès lors, assurée. C'est ainsi qu'en moins d'un mois des individus exténués par une diète de plusieurs mois, ou un régime rigoureux de plusieurs années, avaient réparé leurs forces, acquis de l'embonpoint et redonné à leurs organes digestifs toute l'énergie nécessaire à l'accomplissement de leur importante fonction.

Les Néothermes ont été, de mon temps, témoins de plusieurs belles cures semblables dues à cette médication, et aux soins éclairés de MM. Cayol, Récamier (1), Chomel et Barras.

L'été, on peut aborder d'emblée le bain frais, mais, pendant l'hiver, on commencera par le bain tempéré, et on descendra successivement jusqu'au bain froid, si on le juge convenable.

_______

(1) L'idée mère de cette médication tonique appliquée aux maladies d'estomac, appartient au génie lumineux de M. Récamier ; et c'est en la prenant pour base qu'un charlatan éhonté, qui jouit d'une célébrité acquise moins par quelques cures heureuses que par une publicité de carrefour, s'est cru autorisé à poursuivre systématiquement de ses injures grossières les noms les plus illustres de notre corps médical.

### Bain tempéré ou tiède.

*Effets physiologiques.* Ce bain ne fait éprouver le plus ordinairement ni la sensation du froid ni celle du chaud. Il n'est par conséquent ni tonique ni débilitant. C'est de tous celui qui mérite le mieux le nom de bain de propreté, car son action se borne à dissoudre et à enlever les matières pulvérulentes attachées à la peau et mélangées avec la sueur.

*Considérations hygiéniques et médicales.* Le bain tempéré est, avant tout, hygiénique. Il a pour effet de favoriser les fonctions de la peau, de la débarrasser du prurit qu'occasionnent les résidus condensés de la transpiration et de l'humeur sébacée. « Le bain tempéré, dit M. Rostan, repose les membres fatigués ; il produit un sentiment de fraîcheur, sans affaiblir ; il modère la circulation, tempère l'ardeur des sens et l'activité du cerveau. » Il convient aux voyageurs, aux gens irritables ou en proie à de violentes préoccupations d'esprit ; il convient aussi aux femmes des grandes villes, dans le tempérament desquelles le système nerveux joue un rôle si important. Ces bains les calment, leur rendent repos et sommeil. Aussi je ne saurais trop les engager à en faire usage, à moins qu'elles n'aient recours à un moyen préférable, moins palliatif et plus sûr, je veux dire l'exercice physique ou musculaire.

Cependant ces bains ne sont pas seulement hygiéniques; la médecine, les utilise dans une foule de maladies où ils rendent des services signalés : ainsi, dans beaucoup de cas d'inflammation aiguë des voies urinaires et des organes génitaux. Ils préviennent souvent l'avortement dont sont menacées certaines femmes grosses, chez lesquelles se manifeste un état d'irritation utérine. J'ai, en ce moment, sous les yeux, un exemple frappant de leur efficacité dans cette circonstance.

Ils sont également utiles dans les premiers mois de la grossesse, contrairement aux préjugés du vulgaire qui, ne sachant pas distinguer les effets physiologiques des bains à leurs diverses températures, les enveloppe dans une proscription générale.

Le bain tiède jouit de propriétés merveilleuses pour calmer les spasmes de la matrice', en amollir le tissu, favoriser la dilatation du col, et avancer le travail de l'accouchement. Il fait toujours partie d'une bonne médication dirigée contre presque toutes les maladies nerveuses , l'hystérie, l'hypochondrie, les vapeurs, les viscéralgies, les convulsions, les attaques de nerfs, le tétanos, l'iléus, etc.

L'eau tiède s'administre souvent sous forme de douches ascendantes, à courant faible et continu, dans les maladies inflammatoires de la matrice , au moyen d'appareils que l'on trouve dans les grands établissements de bains. On peut encore se servir d'un appareil portatif fort ingénieux, qui se vend sous le nom d'irrigateur du docteur Éguisier , et qui offre l'immense avantage de ne faire subir à la malade aucun déplacement, aucune fatigue, condition si importante dans le traitement de ce genre de maladies. C'est au lit et dans une position horizontale que les femmes doivent faire usage de ces irrigations dont l'effet adoucissant et antiphlogistique est prompt et ordinairement sûr.

M. Guillon a, depuis longtemps, proposé et employé, dans le même but, l'introduction de pâte à cataplasme émollient dans le canal vaginal au moyen d'une seringue. Nous pensons qu'on peut obtenir un excellent résultat de l'emploi alternatif de ces deux procédés.

### Bain chaud.

*Effets physiologiques.* Un sentiment de bien-être, de calme, d'une douce chaleur qui invite au sommeil, est le premier qu'on éprouve dans l'eau, à cette température. Le volume du corps s'accroît sensiblement par la dilatation de ses fluides ; une quantité d'eau considérable est absorbée, et s'élève, d'après le calcul d'un expérimentateur, à 1,500 grammes par heure. Les urines sont abondantes et limpides. La circulation et la respiration, d'abord légèrement accélérées, se ralentissent. La peau se ride, se nettoie facilement par la dissolution de toutes les impuretés qui la recouvrent, ainsi que des couches épidermiques connues sous le nom de callosités.

*Considérations hygiéniques et médicales.* C'est le

bain hygiénique de l'hiver, pour le plus grand nombre des baigneurs. Il produit, dans la saison rigoureuse, à peu près les mêmes effets que le précédent pendant l'été. Il ralentit l'action des organes en faisant pénétrer par voie d'absorption une certaine quantité d'eau dans l'économie, et il contribue ainsi à dissiper toute disposition inflammatoire.

Le bain chaud est un de nos meilleurs moyens antiphlogistiques : c'est aussi l'un des premiers adoptés par les médecins de l'antiquité qui déjà lui reconnaissaient des propriétés souveraines pour diminuer la tension, la chaleur et la douleur qui accompagnent les inflammations des parties externes ou des organes profonds. Associé aux émissions sanguines, son efficacité dans les maladies aiguës n'est révoquée en doute par personne, et contribue puissamment au triomphe de la médecine physiologique.

Toutes les maladies qui ne sont pas encore localisées et se sont montrées jusque là sous l'aspect d'une irritation générale accompagnée d'une fièvre continue, réclament l'emploi des bains chauds, et avortent souvent à la suite de leur administration. Ils peuvent être utiles dans presque toutes les maladies de la peau, et, dans un grand nombre, ils sont indispensables. Ils jouent un rôle essentiel dans le traitement des affections rhumatismales, des hernies étranglées, des inflammations viscérales, des coliques de miserere, des inflammations dues à la présence de calculs dans la cavité des organes, tels que les reins, le foie, la vessie, etc.

On fait rarement usage du bain chaud pour combattre les inflammations de poitrine, parce que l'on craint avec raison que le poids du liquide n'ajoute encore à l'oppression qui tourmente les malades, sans compter les dangers d'un refroidissement difficile à éviter dans notre climat même avec tous les moyens de chauffage qui sont à notre disposition.

### Bain très chaud.

*Effets physiologiques.* Une oppression considérable avec accélération du mouvement respiratoire, la rougeur de la face et de la peau, le battement des artères carotides et temporales, des éblouissements, un bourdonnement dans les oreilles, des étourdissements, des vertiges, un sentiment de chaleur insupportable avec soif ardente et désir impérieux de se plonger dans une eau fraîche et glacée, une sueur abondante qui amène une diminution sensible dans le poids du corps ; puis, une faiblesse musculaire et une céphalalgie violente occasionnée par la dilatation des veines et des artères cérébrales ; enfin, si l'on persiste à y rester, une perte complète de connaissance et de mouvement, une véritable apoplexie ; tels sont les phénomènes les plus saillants que produisent les bains à cette température.

*Considérations hygiéniques et médicales.* On peut juger facilement par l'exposition des effets physiologiques auxquels il donne lieu, que ce bain doit être rayé de notre hygiène. La médecine seule peut en retirer de grands avantages contre les vieux rhumatismes et certaines affections chroniques de la peau. Mais il réclame dans son administration une excessive prudence : ainsi, il ne doit pas durer plus de quelques minutes, et on aura soin d'appliquer sur la tête de la personne qui le prend une vessie remplie de glace concassée, ou tout au moins, des compresses trempées dans un mélange réfrigérant. Le fait suivant cité par Teullier (1) et rapporté par M. Rostan (2), fait connaître tout à la fois les dangers et la puissance modificatrice de ce redoutable agent thérapeutique. « Une femme de 28 ans, souffrant de douleurs dans les membres, reçoit d'un charlatan le conseil de rester plongée l'espace de douze heures dans un bain dont la température serait élevée progressivement jusqu'au degré voisin de l'ébullition. Elle entre dans ce bain à midi, y reste six heures, et perd alors connaissance ; une heure après, on la trouve privée de sentiment, la tête appuyée sur la planche qui couvrait la baignoire ; on la retire de l'eau. La face était énormément gonflée et noirâtre, les paupières tuméfiées, les yeux contournés, la peau d'un rouge foncé, brûlante, boursouflée ; perte absolue de connaissance, délire taciturne, grincement de dents, écume à la bouche,

(1) *Journal univ. des sc. médicales*, nov. 1825.
(2) *Dict. de médecine.*

convulsions des membres redoublant au moindre attouchement; respiration laborieuse et brûlante; abdomen météorisé, surtout à l'épigastre; pouls dur, concentré, fréquent, irrégulier. Une saignée du bras, par laquelle fut tirée 28 onces d'un sang rouge et vermeil, amenèrent la cessation des convulsions, le retour de la connaissance, de la parole. Après divers accidents, et surtout une douleur épigastrique très forte qui exigèrent l'application de sangsues et un traitement émollient continu, cette femme se rétablit. Six semaines après, il y eut chute de la totalité de l'épiderme. Il faut dire qu'après onze mois les douleurs des membres n'avaient pas reparu. »

On a quelquefois occasion d'employer ce bain dans les maladies aiguës de la peau pour favoriser l'éruption dont la marche est irrégulière et trop lente.

Il est excessivement dangereux pour les femmes enceintes dont il peut provoquer l'avortement et des congestions d'autant plus faciles vers le cerveau et la poitrine qu'elles y sont naturellement disposées par le fait même de leur grossesse.

## Eaux minérales naturelles.

### GÉNÉRALITÉS.

Les Romains et nos ancêtres ne se servaient des eaux minérales qu'en bain : depuis deux siècles seulement on en fait usage en boisson, et cette coutume a ajouté de nouvelles richesses au domaine de l'hygiène et de la médecine.

Etablissons d'abord d'une manière irrécusable l'efficacité des eaux minérales, et condamnons hautement l'opinion qui, parmi bien des gens du monde, attribue la guérison des malades revenus des eaux, aux distractions qu'ils y ont trouvées, et qui ne voit, dans le conseil que donne un médecin de les fréquenter, qu'un moyen honnête de se débarrasser de ses malades après avoir inutilement épuisé toutes les ressources de son art. Il suffirait, pour combattre victorieusement une pareille hérésie, de raconter les faits nombreux de ces chevaux atteints de fourbure, d'engorgement aux jambes ou d'un commencement de pousse, que l'on conduit chaque année, par troupeaux, aux eaux de Luchon, de Bonnes, de Cauterets, etc., et que l'on ramène ordinairement très bien guéris, si, dès la plus haute antiquité, les sources thermales n'avaient été connues et honorées comme un bienfait de la divinité par des peuples qui, dans leur naïve reconnaissance, les avaient mises sous la protection d'Hercule, le dieu de la force; si, enfin, l'autorité de l'histoire et l'expérience médicale des siècles n'étaient là pour témoigner de l'usage immense qu'on en fit, dans tous les temps et dans tous les lieux, et des cures miraculeuses qu'on leur dut si souvent. Avouons cependant que l'heureuse disposition d'esprit dans laquelle les malades se trouvent placés par l'abandon momentané de leurs affaires, par l'éloignement des lieux témoins de leurs souffrances, par l'aspect toujours récréatif de nouveaux pays, est d'un bon augure, et doit puissamment contribuer à la guérison, surtout si, à ces avantages, on ajoute un air pur, une nourriture saine, la régularité des repas, des promenades, du lever, du coucher; enfin, un emploi bien ordonné des heures du jour et de la nuit.

Les eaux minérales ont toutes des propriétés plus ou moins excitantes qu'elles doivent à leur composition chimique et surtout à leur température. Administrées sous forme de bains, elles rougissent la peau, la tuméfient par accroissement de vitalité et par imbibition, lui communiquent une chaleur et une moiteur agréables.

Cet organe devient le siège d'une congestion sanguine modérée, mais à vaste surface, souvent favorable et toujours exempte de dangers. On comprend facilement l'influence que doit exercer l'action excitante et révulsive de ces bains dans un grand nombre de maladies, soit en rappelant, par exemple, au dehors, un vice dartreux fixé sur un organe interne, soit en rétablissant des évacuations habituelles supprimées, soit en décelant des maladies vénériennes restées jusque là inconnues parce qu'elles n'avaient encore été traduites par aucun symptôme extérieur, ou qui avaient été mal guéries. Que si, dans l'examen de ces eaux, on considère le principe onctueux qui distingue les sources les plus célèbres, et qui est si propre à assouplir la peau et les tissus ligamenteux et tendineux, et à rendre les mouvements plus libres, on verra quel degrés d'efficacité elles peuvent avoir dans les contusions, les entorses, les ankyloses, les fractures, les plaies d'armes à feu, les ulcères atoniques et fistuleux, etc.

Il faut, d'ailleurs, se garder de croire qu'on puisse indifféremment prescrire toutes les éaux minérales (1), les bains étant plus ou moins excitants, suivant leurs principes minéralisateurs et leur température. Delà, la nécessité de graduer la stimulation que l'on veut produire d'après le tempéramment des malades et l'état des organes. Ainsi les eaux actives de Barèges, de Cauterets, de Bagnères-de-Luchon et de Bourbonne-les-Bains, sont utiles dans les affections scrofuleuses et rhumatismales, dont sont atteints les individus lymphatiques ou peu irritables, tandis que, pour les rhumatismes accompagnés d'une grande sensibilité, pour toutes les affections purement nerveuses, les eaux peu excitantes de Néris, Bains, Luxeuil, de Bagnères-de-Bigorre, de Saint-Sauveur et d'Ussat sont bien plus salutaires. Il est une autre distinction qui ne mérite pas moins d'être prise en considération : je veux parler des propriétés spéciales qu'on a reconnues de tout temps à certaines eaux, et qu'une expérience de plusieurs siècles a confirmée.

(1) Palissier, *Manuel des Eaux minérales.*

Ainsi, les eaux de Bourbonne-les-Bains, de Bourbon-l'Archambault, de Balaruc, ont une réputation bien méritée pour la guérison des paralysies ; celles du Mont-d'Or, Bonnes, Cauterets, Ems, pour les affections de poitrine ou du larynx ; celles de Vichy, pour les engorgements du foie et des autres viscères abdominaux, pour la goutte et la dissolution des calculs ; celles de Saint-Nectaire, Contrexeville, pour la gravelle ; celles de Saint-Sauveur, Néris, Ussat, Bagnères-de-Bigorre et Uriage, pour les maladies nerveuses, comme nous l'avons déjà dit ; celles de Barèges, Bagnères-de-Luchon, Molitg, Cauterets, Louèche, Schinznach, Aix en Savoie pour les affections cutanées anciennes et les rhumatismes ; enfin celles de Barèges, Bourbonne, Bains près Arles, Digne, Ax, pour les plaies d'armes à feu. Ces dernières ont été, à cause de cette propriété, baptisées jadis du nom d'eau d'arquebusade.

Ce n'est pas seulement sur le système cutané qu'agissent les bains d'eau minéro-thermale, une partie de leurs principes constituants est absorbée par la peau, et va, mêlée au sang, porter une modification salutaire à nos fluides et à nos organes. Nous avons dit que l'homme peut absorber par la peau différentes substances dissoutes dans un bain. Deux chimistes, MM. Darcet et Chevallier, ont constaté qu'un seul bain d'eau de Vichy suffit pour rendre les urines alcalines. Nous sommes autorisés à conclure par ce seul fait, choisi entre mille, que l'usage externe des eaux minérales doit encore être considéré comme un puissant auxiliaire quand leur emploi à l'intérieur est indiqué.

Les modifications imprimées à l'économie par ces bains varient encore suivant le degré de leur température. Ils produisent à peu près les mêmes effets physiologiques que les bains d'eau chaude simple, comme l'a démontré M. Gerdy jeune par des expériences faites sur lui-même, seulement l'effet est plus prononcé, le calme de la circulation plus parfait ou la révulsion sur la peau plus énergique. A une haute température, on s'en sert avec avantage dans les rhumatismes froids, la sciatique et les paralysies locales.

Le bain minéral tempéré, plus généralement employé, semble propre à remplir un plus grand nombre d'indications. Si ses effets physiologiques sont les mêmes que ceux des bains d'eau chaude simple, il faut noter cependant cette différence, que ceux-ci produisent, par un usage trop fréquent, une faiblesse remarquable, tandis que les bains minéraux, loin de leur ressembler, sous ce rapport, augmentent au contraire le plus souvent les forces musculaires, résultat évident de l'action stimulante qu'elles reçoivent des sels qui entrent dans leur composition. Il est encore une remarque importante à faire sur les effets des bains minéraux comparés à ceux qui résultent de l'usage des bains d'eau simple. Ces derniers diminuent l'énergie de la peau, la rendent sensible au froid, à l'humidité de l'atmosphère, tandis que les bains d'eau minérale excitent le système cutané, le fortifient, le disposent à réagir contre les influences atmosphériques, et nous donnent ainsi la raison de leur efficacité reconnue contre les affections rhumatismales.

On doit avoir la précaution de recommander des demi-bains aux personnes chez lesquelles on redoute l'oppression que pourrait causer le poids du liquide sur la poitrine, à celles qui sont douées d'un tempérament sanguin et qui ont besoin de se prémunir contre un afflux du sang vers le cerveau ou les organes pulmonaires.

Les *boues minérales*, qui ont souvent des propriétés plus actives que les eaux, sont utilisées sous forme de bains et de cataplasmes.

Les douches sont un puissant auxiliaire des bains : elles augmentent la vitalité de la partie sur laquelle elles frappent, rubéfient promptement la peau, et la couvriraient d'ampoules si leur chute se prolongeait. Administrées sur toute la surface du corps, elles sont un sudorifique et un révulsif plus efficace que les bains; elles occasionnent une perturbation qui réveille l'activité de tous les organes, et les dispose à réagir favorablement.

« Considérés d'une manière générale, dit M. Patissier (1) dans son Manuel, les eaux minérales raniment

1) C'est assurément l'ouvrage le plus complet et le meilleur que nous

la circulation languissante, impriment une nouvelle direction à l'énergie vitale, rétablissent l'action perspiratoire de la peau, rappellent à leur état physiologique les sécrétions viciées ou supprimées, provoquent des exanthèmes, des furoncles, des évacuations salutaires par les urines, les selles ou la transpiration; elles produisent dans l'économie une transmutation intime, un changement profond; elles retrempent en quelque sorte le corps malade. »

La guérison des maladies chroniques par les bains d'eau minéro-thermale est souvent précédée d'une exaspération dans les douleurs ou d'efforts critiques caractérisés par une évacuation abondante d'urine, par la diarrhée, les sueurs ou une éruption à la peau qui ressemble tantôt à la scarlatine, tantôt à la miliaire, quelquefois à d'autres affections cutanées. Cette éruption se nomme à Louèche la *poussée;* et, dans ce lieu, elle est principalement déterminée par les bains dans lesquels on reste pendant six, huit ou dix heures par jour. Loin d'offrir le moindre danger ces éruptions doivent être considérées comme un bienfait des eaux; elles sont presque toujours un avant-coureur du rétablissement de la santé.

Les bains minéraux étant tous de nature plus ou

ayons sur les eaux minérales. J'engage les personnes qui désirent en faire une étude approfondie et fructueuse à le consulter préférablement à tout autre. Le *Guide aux Eaux minérales*, si spirituel, de M. Isidore Bourdon, ne peut lui disputer la première place que pour être lu par les gens du monde, auxquels il a été spécialement destiné.

moins excitante, sont nuisibles quand il y a fièvre, pléthore, inflammation ou irritation trop vive d'un organe quelconque, maigreur ou sensibilité excessive, crachements de sang, mal caduc, anévrysmes internes, suppurations, épanchements sanguins ou séreux dans les cavités et dégénérescences cancéreuses, etc.

L'influence thérapeutique des eaux diminue par les temps froids et humides, elle augmente avec les temps secs et chauds. Cette considération indique tout naturellement qu'on ne doit les fréquenter que dans la plus chaude saison de l'année.

## Eaux sulfureuses.

Elles doivent leur nom à la prédominance du gaz hydrogène sulfuré ou plutôt de l'hydrosulfate de soude parmi les sels qu'elles contiennent. Elles sont très abondantes dans les départements voisins des Pyrénées.

*Propriétés physiques.* Leur odeur est plus ou moins fétide et semblable à celles des œufs pourris; elles sont limpides, quelquefois légèrement opalines ; elles sont onctueuses et très douces au toucher, propriété essentielle qui les rend, en outre, fort agréables lorsqu'on prend des bains; elles sont enfin presque toutes thermales, mais à des degrés différents qui représentent jusqu'à un certain point leurs divers degrés d'efficacité : c'est par conséquent l'espèce la plus propre aux bains.

*Composition chimique.* Le soufre s'y présente presque constamment à l'état d'hydrosulfate et rarement sous forme du gaz hydrogène sulfuré. On y trouve de l'azote, une matière grasse à laquelle on attribue leur onctuosité et qui est généralement connue sous le nom de barégine ; une grande quantité d'hydrosulfate de soude, peu d'autres sels et souvent du soufre en nature qu'on voit se sublimer et adhérer aux voûtes des réservoirs qui les contiennent, ainsi qu'on l'observe particulièrement à Bagnères-de-Luchon.

*Considérations médicales.* Elles sont très excitantes ; elles enivrent légèrement, quand on les boit. Les bains sont spécialement recommandés contre les maladies chroniques de la peau, pourvu qu'on observe la précaution de les suspendre s'il survient de la phlogose. Elles sont très vantées dans les maladies chroniques de la poitrine, lorsque l'irritation n'est pas trop vive, sans fièvre hectique, qu'elles reconnaissent pour cause la rétrocession d'un principe rhumastismal, goutteux ou psorique. Galien envoyait ses phthisiques en Sicile respirer l'odeur de soufre émanée des volcans. L'efficacité des eaux sulfureuses se manifeste surtout d'une manière éclatante dans le traitement des blessures et surtout des plaies d'armes à feu. Bordeu les appelle vulnéraires. Les vieux ulcères calleux et fistuleux, les vieilles plaies entretenues par la présence d'un corps étranger, tel qu'une balle, une bourre, un morceau de drap, etc., sont, en général, merveilleusement guéris par ces eaux ; et, comme le fait observer M. Patissier, des malades qui y ont été apportés dans un état de souffrance incontestable, s'en retournent, tous les ans, gais et dispos, laissant là leurs bâtons et leurs béquilles.

Elles ont la réputation de guérir les maladies vénériennes, et d'être au moins, comme auxiliaires, d'un précieux secours dans le traitement de ces maladies.

On leur refusait anciennement cette propriété, et Bordeu exprimait clairement cette opinion, en disant, avec son esprit ordinaire, qu'elles guérissaient les blessures dont Mars seul était l'auteur. Pour moi, j'admets qu'elles peuvent, dans certains cas, faire disparaître les symptômes de cette maladie, mais je ne leur accorde pas assez de vertus pour garantir d'une récidive et, par conséquent, guérir radicalement. J'ai observé, aux Néothermes, un malade qui avait vu disparaître par l'usage de ces eaux une dartre de nature syphilitique qu'il portait à la face, mais qui revint, de plus belle, quelques mois après. Il ne fallut rien moins qu'un traitement très long, suivi de fumigations de cinabre et de *l'usage du rob* de Laffecteur, pour préserver ce malade d'une rechute et consolider sa guérison.

Les eaux sulfureuses sont aussi employées avec avantage dans les maladies scrofuleuses, le rachitis et les engorgements lents des ganglions lymphatiques. Elles sont précieuses contre les rhumatismes chroniques, et surtout la sciatique et le lumbago. En un mot, elles sont généralement utiles dans les maladies anciennes et dépouillées de tout caractère inflammatoire. Tout ce que nous avons dit dans nos généralités à propos de la stimulation qu'elles exercent sur notre économie, peut trouver place ici, car ces eaux sont, par leur température ordinairement très élevée, et aussi, par leur composition chimique, d'un effet très excitant et très capable de débarrasser nos organes d'un grand nombre d'affections chroniques (1).

*Mode d'administration.* On prend les eaux sulfureuses en boissons, en bains, en douches, en injections, en collyres et en lavements. Toutes les sources ne sont pas également propres à être utilisées en boisson à cause de leur trop grande force, ni à être administrées en bains et en douches à cause de leur trop basse température. Lorsque les eaux sont trop excitantes prises par boisson, on les coupe avec du lait, de l'eau d'orge, du chiendent, du tilleul, du sirop de gomme, etc. On diminue graduellement la proportion de ces différents liquides jusqu'à ce que l'on puisse

(1) Il résulte d'expériences récentes faites par M. Gerdy jeune, et consignées dans un mémoire très bien fait, inséré dans les *Archives générales de Médecine*, que l'eau sulfureuse, administrée sous forme de bains, ne doit ses propriétés excitantes qu'à sa température généralement très élevée; que, dans des conditions de température différentes, à 33° centigr. par exemple, c'est à dire, à 3 degrés au dessous de la chaleur du sang, les bains sulfureux agissent avec plus d'efficacité que les bains simples, comme calmants, et ralentissent le pouls au dessous de son état de calme parfait ou de plus grande lenteur normale. Il suit de là qu'ils pourraient être employés avec fruit contre certaines affections où l'on n'en soupçonnait pas l'application, par exemple, les palpitations, et que la médication antiphlogistique pourrait les compter au nombre de ses auxiliaires les plus utiles.

les supporter pures. Quelquefois il est indispensable de suivre tout un traitement en buvant les eaux sulfureuses adoucies par ces mélanges.

Ces eaux ne peuvent se conserver longtemps même lorsqu'on a eu le soin de les boucher hermétiquement. Il vaut donc toujours mieux en faire usage sur les lieux mêmes où la nature les fait couler.

### EAUX MINÉRALES SULFUREUSES DE 1<sup>re</sup> CLASSE.

—

#### BARÈGES (Hautes-Pyrénées).

On y trouve trois sources principales désignées sous les noms de source chaude, source tempérée, source tiède; deux piscines, une source pour les buveurs, deux douches et dix-sept baignoires de marbre blanc.

L'eau de Barèges a été analysée par M. Longchamp. Elle contient, d'après ce célèbre chimiste :

| | |
|---|---|
| De l'azote, | De la chaux, |
| Du sulfure de sodium, | De la magnésie, |
| Du sulfate de soude, | De la soude caustique, |
| Du chlorure de sodium, | De la potasse caustique, |
| De la silice, | De la barégine. |

Le sulfure de sodium, l'élément chimique principal y est plus abondant que dans aucune autre eau minérale sulfureuse naturelle.

La température des sources varie depuis 33° centig. jusqu'à 44° centig.

On se rend à Barèges pour des maladies de peau chroniques et superficielles, les scrofules, les rhumatismes, la sciatique, les plaies d'armes à feu, les fistules, la carie des os, les ulcères calleux, les engorgements articulaires, les ankyloses, la rétraction des muscles et des tendons, les paralysies partielles, la goutte, les exostoses, les douleurs ostéocopes, la syphilis invétérée, les engorgements abdominaux et les fleurs blanches.

La saison s'ouvre le 1er juin et se termine le 15 septembre.

Les eaux de Barèges s'administrent sous plusieurs formes : en boissons, seules ou coupées avec du lait, du sirop de gomme ou de l'eau d'orge ; en bains, douches, injections et lavements.

Barèges est un village triste et sauvage dont le séjour n'offre aucune distraction. On n'y voit que des maladies sérieuses. Il y a un hôpital militaire dont la fondation date du règne de Louis XV. La réputation de ces eaux, les plus précieuses de leur classe, quoique fort ancienne, n'est devenue si grande que depuis le séjour qu'y fit madame de Maintenon avec le jeune duc du Maine, fils de Louis XIV.

Les médecins inspecteurs de l'établissement thermal sont MM. Bonet et Balancie.

### AIGUES-CHAUDES (Basses-Pyrénées).

Il y a six sources dont la température est beaucoup moins élevée que celle des eaux de Barèges. Ce sont :

| | | |
|---|---|---|
| Le Clot. . . . | 35°,25 c. | Baudot: . . . 27°,25 c. |
| L'Esquirette . | 34°,00 | Laressecq . . 25°,10 |
| Le Rey. . . . | 3°°,60 | Mainvielle. . . 11°,10 |

Les quirette et Laressecq qui sont les deux sources les plus sulfureuses de cette localité, ne contiennent pas les deux cinquièmes de sulfure de sodium des eaux de Barèges.

Outre les propriétés médicales qui leur sont communes avec toutes les eaux sulfureuses, pour la guérison des rhumatismes, des dartres, des maladies atoniques, telles que la chlorose, les fleurs blanches et les engorgements lymphatiques, la source Baudot se montre efficace contre les maladies des voies aériennes.

La saison commence le premier juillet et finit dans les derniers jours d'octobre.

On boit les eaux de Lesquirette et de Laressecq à la dose de cinq verres, le matin, avant le déjeuner. On se baigne et on se fait doucher les régions du corps affectées de rhumatismes ou affligées de dartres et d'engorgements chroniques.

Aigues-Chaudes n'est pas un village, c'est le nom de l'établissement thermal qui est situé à deux lieues de Bonnes, dans la vallée d'Ossau, sur la rive droite du Gave. C'est un endroit fort triste. Il fut cependant très fréquenté jadis par la cour de Navarre. On leur reconnaissait la propriété de remédier à la stérilité : aussi les nommait-on dans le langage du pays et de l'époque emprégnadères ou engrosseuses.

M. Samonzet en est le médecin inspecteur.

**Bagnères-de-Luchon** (Haute-Garonne).

Il y a à Luchon sept sources anciennes et trois nouvelles; ce sont :

| | | | |
|---|---|---|---|
| La Grotte inférieure . . 56°,30 c. | Source aux Jeux . . . . 23° |
| La Grotte supérieure . . 47° | Source froide. . . . . . 17° |
| Ferras. . . . . . . . . . 36°,70 | Etablissem. ) sour. forte 34° |
| Reine ancienne. . . . . 25° | Soulerat : ) sour. faib. 32° |

### Sources nouvelles.

| | |
|---|---|
| Reine nouvelle au Grif-<br>fon . . . . . . . . . 52° | Source du Chauffoir . . 46°,70 |
| | Richard nouvelle. . . . 38°,50 |

Ces eaux contiennent, d'après l'analyse chimique de
M. Bayen :

| | |
|---|---|
| Du chlorure de sodium, | De la silice dissoute, |
| Du sulfate de soude cristallisé, | Du soufre dissous, |
| Du carbonate de soude sec, | De la matière grasse organique. |

D'après les rapports des médecins inspecteurs qui
se sont succédé à Luchon, nous sommes autorisés à
proclamer l'efficacité de ses eaux contre les maladies
de la peau, les catarrhes pulmonaires, la phthisie, l'asthme, les fleurs blanches, la chlorose; les maux d'yeux,
la paralysie, les rhumatismes chroniques, les maladies
chirurgicales, les obstructions du foie, de la rate, la
paresse d'estomac, les maladies nerveuses, l'hystérie,
les coliques néphrétiques, et quelques maladies des
voies urinaires.

La saison commence le 20 mai et se termine le 15 octobre.

Les eaux de Luchon s'administrent en boisson, douches, bains, collyres, injections, lotions, et en bains de vapeur.

Climat doux, lieu pittoresque où les malades aiment à se rendre. Les eaux thermales sont riches par leur nombre, leur variété, leurs principes chimiques et leur température. La réunion de toutes ces conditions les rend utiles dans un bien plus grand nombre de maladies. En effet, elles peuvent à elles seules représenter Barèges, Cauterets et Saint-Sauveur.

L'établissement thermal est très-beau; les baignoires sont en marbre. Les sommes laissées, chaque saison, dans le pays, s'élèvent à plusieurs centaines de mille francs.

MM. Barrié et Fontan, médecins inspecteurs. Ce dernier, chimiste habile, a analysé avec soin presque toutes les eaux minérales des Pyrénées.

### SAINT-SAUVEUR (Hautes-Pyrénées).

Il n'y a qu'une seule source qui se divise en quatre branches nommées la Chateigneraie, Bézégua, la Terrasse et la Chapelle.

Les eaux de Saint-Sauveur se distinguent entre toutes les eaux des Pyrénées, par leur agréable onctuosité au toucher ainsi qu'au goût.

M. Lonchamp y a trouvé :

| | |
|---|---|
| De l'azote, | De la magnésie, |
| Du sulfure de sodium, | De la soude et de la potasse caustiques, |
| Du sulfate de soude, | |
| Du chlorure de sodium, | De la barégine, |
| De la silice, | Et de l'ammoniaque. |
| De la chaux, | |

La température de ces eaux s'élève depuis 30° jusqu'à 35° centig.

Elles sont moins excitantes et plus douces que celles qui précèdent ; elles conviennent surtout aux personnes nerveuses ou atteintes de maladies de nerfs. Elles disposent à passer à des eaux plus actives, quand la susceptibilité de la constitution ne permet pas de les aborder d'emblée.

On s'y rend depuis le 15 mai jusqu'au 15 octobre.

On les prend en boisson, bains, douches, lotions, injections.

Saint-Sauveur est situé à une lieue de Barèges, dans une délicieuse vallée, sur les bords du Gave de Gavarni. Le voisinage de Cauterets et de Barèges est précieux pour les baigneurs qui peuvent y aller prendre des bains plus chauds et des douches plus actives.

M. Fabas, médecin inspecteur.

AIX (Savoie).

Il y a deux sources : celle d'Alun ou de Saint-Paul, et celle de Soufre. Leur température s'élève depuis 38° jusqu'à 45° centig.

D'après l'analyse de MM. Bonvoisin, Soquet et Thibault, elles contiennent :

De l'acide carbonique libre,
De l'acide sulfhydrique,
Des carbonates de chaux,
— de magnésie,
— de fer,
Des chlorures de calcium,
— de sodium,
Du chlorure de magnésium.
Des sulfates de chaux,
— de magnésie,
— de potasse,
— de soude.
De la silice,
De la matière extractive animale.

Elles sont renommées comme jouissant d'une grande efficacité contre les scrofules, les tumeurs indolentes, les pâles couleurs, les dartres, la paralysie, les rhumatismes, la goutte, l'ankylose, les plaies d'armes à feu, les fleurs blanches, les engorgements viscéraux, les maladies nerveuses, telles que l'hystérie, l'hypochondrie, la catalepsie; enfin, la syphilis.

La réputation des eaux d'Aix remonte au temps des Romains qui les fréquentaient assidument. Le climat de la ville d'Aix est doux; des sites nombreux et remarquables par leur aspect pittoresque l'entourent et offrent aux baigneurs des buts variés de promenade.

M. Despine en est le médecin inspecteur.

### Eaux-Bonnes (Basses-Pyrénées).

On y trouve cinq sources dont la température varie de 31° à 33° centig. Ce sont :

| | |
|---|---|
| La source vieille, | La source froide, |
| La source d'en bas, | La source d'Ortech. |
| La source nouvelle, | |

D'après l'analyse de M. Henry, elles contiennent :

| | |
|---|---|
| De l'azotate, | Du sulfate de magnésie. |
| De l'acide carbonique, | Du carbonate de chaux, |
| — sulfurique, | Du soufre, |
| Des chlorures de sodium, | De la silice, |
| — de magnésium, | De l'oxyde de fer, |
| — de potassium. | De la matière grasse organique. |
| Du sulfate de chaux, | |

Ces eaux sont très douces et très peu excitantes : aussi elles conviennent aux constitutions nerveuses, aux catarrhes pulmonaires, aux phthisies laryngée et pulmonaire du premier degré. Elles remédient aux fleurs blanches, aux pâles couleurs, aux désordres de la menstruation, à l'action des organes digestifs, etc.

La saison s'ouvre le 1<sup>er</sup> juin et se termine le 15 septembre.

Elles s'administrent rarement en bains, et presque toujours en boisson.

L'air y est très pur, mais il faut bien s'y vêtir. Bordeu appelle les Eaux-Bonnes béchiques; elles ont, en effet, une spécialité curative reconnue qui en fait le rendez-vous d'une foule de catarrheux, d'asthmatiques et de poitrinaires. L'argent laissé chaque année dans le pays s'élève à plusieurs centaines de mille francs.

M. Daralde, praticien d'un mérite éminent, en est le médecin inspecteur.

### CAUTERETS (Hautes-Pyrénées).

Ce pays possède onze sources dont la température varie de 30 à 50° centigr.; ce sont :

A l'est :
- les Espagnols,
- Pauze,
- César,
- Bruzaud,
- Rieumiset.

Au midi :
- la Raillère,
- le Pt.-St.-Sauveur.
- le Pré.
- Maouhourat,
- les OEufs,
- les Bains du Bois.

## M. Longchamp y trouve :

De l'azote,
Du sulfure de sodium,
Du sulfate de soude,
Du chlorure de sodium,
De la silice,
De la chaux,

De la magnésie,
De la soude caustique,
De la barégine,
De la potasse caustique,
De l'ammoniaque.

Le nombre des sources, leur degré de force et de

température les rendent propres à la guérison d'un bien plus grand nombre de maladies.

Les maladies scrofuleuses, les pâles couleurs, les rhumatismes, les affections de la peau, les engorgements des viscères, les fleurs blanches, la chlorose, les affections chirurgicales, les rhumes anciens, les catarrhes négligés, la phthisie au premier degré, la gastrite, la gastralgie, l'asthme humide, la syphilis : telles sont les diverses maladies qui, à Cauterets, trouvent ordinairement leur guérison ou du soulagement.

La saison commence le 1$^{er}$ juin et finit le 1$^{er}$ octobre. On administre les eaux de Cauterets en boisson, bains et douches.

Cauterets est un des plus jolis villages de France. Il y a 111 baignoires, deux piscines et 14 douches.

On évalue à 500,000 francs les sommes laissées chaque année dans le pays par les étrangers.

M. Buron, médecin inspecteur.

### GRÉOULX (Basses-Alpes).

Gréoulx possède deux sources dont l'importance diffère sous le double rapport de la température et de la proportion des principes sulfureux qui les minéralisent. La source ancienne ou Gravier est la seule dont nous nous occuperons ; la nouvelle ou Source-Guibert n'offrant nullement les conditions minérales et thermales qui distinguent la première. La Source-Gravier se recommande par son abondance et une température de 38° 75 centig. : la nouvelle ne marque que 32° 7 centig. ; et l'analyse chimique y a constaté une infériorité sensible dans la quantité des éléments sulfureux.

La Source-Gravier a fourni à M. Laurens :

De l'acide carbonique,
— hydrosulfurique,
Du chlorure de sodium,
— de magnésium,

Du sulfate de chaux,
Du carbonate de chaux,
Une matière floconneuse.

Les eaux de cette source sont utiles pour remédier à presque toutes les affections pour lesquelles on prescrit les eaux sulfureuses les plus renommées : les rhumatismes chroniques, les scrofules, les dartres, les pâles couleurs, les fleurs blanches, l'entorse, les engorgements du foie et de la matrice, l'hypochondrie, l'hystérie, les pollutions nocturnes, les maladies de la vessie, la gravelle, le catharre chronique, les ulcères calleux, les fistules, la carie des os, l'ankylose, les contractures musculaires, etc., sont de ce nombre, et les malades qui en sont affligés obtiennent ordinairement de l'usage des eaux de Gréoulx une amélioration notable, quand ce n'est pas une complète guérison.

La saison commence ordinairement le 1<sup>er</sup> mai, et se continue jusqu'à la fin de septembre.

Les eaux de Gréoulx ont été connues des Romains. La princesse Borghèse, sœur de Napoléon, en a fait un fréquent usage, et sa présence à Gréoulx n'a pas peu contribué à accroître leur réputation. Un magnifique établissement thermal fondé, à grands frais, par l'honorable M. Gravier, réunit les éléments les plus variés et les plus complets exigés pour le traitement minéral. Outre une piscine où l'eau abonde, on trouve à Gréoulx, une foule de cabinets contenant chacun une baignoire en marbre blanc, des douches ascendantes, latérales et descendantes, des appareils pour injections, des bains de vapeurs minérales, enfin, des boues journellement employées comme cataplasmes sur les tumeurs indolentes. Ces eaux s'administrent aussi en boisson.

Terminons en disant que, grâce aux soins intelligents de M. Gravier, tout est organisé, dans cette heureuse contrée minérale, pour l'utilité et l'agrément des baigneurs. Aussi, voit-on, chaque année, s'y presser une société élégante de gens malades ou valides qui viennent y chercher, les uns la santé, les autres le plaisir, et dont le nombre va toujours croissant.

M. Doux, médecin inspecteur.

### SCHINZNACH (Suisse, Argovie).

Ce pays ne possède qu'une seule source, mais qui est très abondante. Sa température est de 31° centigr.

L'analyse chimique y a révélé à M. Banhof la présence :

| | |
|---|---|
| De l'acide sulfhydrique, | Du chlorure de magnésium, |
| — carbonique, | Des carbonates de chaux, |
| Des sulfates de chaux, | — de magnésie, |
| — de soude, | Des sulfates de chaux, |
| — de magnésie, | — de magnésie, |
| Du chlorure de sodium. | De l'oxyde de fer. |

On se rend à Schinznach pour des maladies de peau,

des rhumatismes chroniques, les scrofules, la syphilis invétérée, l'atonie des organes de la digestion, les fleurs blanches, les pâles couleurs, la carie, les fistules, etc.

La saison commence le 15 mai et finit le 15 septembre.

On administre rarement ces eaux en boisson ; c'est le plus ordinairement sous forme de bains, de douches et de cataplasmes. On reste dans le bain jusqu'à cinq heures par jour. Ce séjour prolongé fait naître la *poussée*.

Les eaux de Schinznach ont une grande puissance médicatrice : elles sont justement renommées en Suisse et en Allemagne. Le pays est agréable : des sites pittoresques, une jolie vallée, l'heureux climat de la Suisse, sont quelquefois des moyens efficaces d'attraction et souvent des auxiliaires utiles du traitement par les bains.

Il y a un médecin inspecteur.

### LOUÈCHE (Suisse, Valais).

Louèche possède six sources dont la température s'élève depuis 33° jusqu'à 51° centigr.; ce sont :

| | | | |
|---|---|---|---|
| 1° La source Saint-Laurent, | | 4° La source des Lépreux, | |
| 5° — Vomitive, | | 5° — des Cinq Fontaines, | |
| 3° — d'Or, | | 6° — de la Guérison. | |

MM. Payen et Dublanc, dans leur analyse de ces eaux, ont trouvé :

| | | |
|---|---|---|
| De l'acide carbonique, | Du chlorure de sodium, | |
| De l'azote, | — de potassium, | |
| De l'oxygène, | — de magnésium, | |
| De l'acide sulfhydrique, | Du carbonate de chaux, | |
| Du sulfate de chaux, | — de magnésie, | |
| — de magnésie, | — de fer. | |
| — de soude, | | |

Les maladies pour lesquelles les eaux de Louèche sont réputées, sont les affections de la peau, les rhumatismes anciens, les scrofules, les engorgements du foie et de la rate, les plaies d'armes à feu, les fistules, les fleurs blanches, la punaisie, le coriza chronique, etc., etc.

La saison commence le 1ᵉʳ juin et finit le 30 septembre.

On administre les eaux de Louèche en boisson, en bains dans les baignoires ou les piscines, en douches, injections et collyre.

Louèche, quoique d'un aspect sauvage, est cependant très fréquenté. Le bain dure six et 8 heures consécutives chaque jour. On mange et boit, lit, travaille et joue dans les piscines où les hommes et les femmes se trouvent réunis. Ce long séjour dans le bain détermine la poussée.

Il y a un médecin inspecteur.

### AX (Arriège).

Ax possède les sources suivantes, dont la température est généralement très élevée :

| | |
|---|---|
| Les Canons. . . . . . . . 75°,50 c. | Teix (pyramide) . . . . 62°,05 |
| Sicre-Fontan. . . . . : 59°,50 | Bain fort du Couloubret 45°,50 |
| Bains du Teix de l'étuve. 70°,15 | Bain fort du Teix (étuv.) 70° |

### L'analyse chimique y fait reconnaître la présence :

| | |
|---|---|
| De l'acide hydrosulfurique, | Du carbonate de chaux, |
| Du chlorure de sodium, | De l'oxyde de manganèse, |
| Du carbonate de soude sec, | De l'alumine, |
| De la matière organique azotée. | Du fer et alumine, |
| De la silice dissoute et non dissoute, | De la magnésie. |

La multiplicité des sources d'Ax, l'inégale réparti-tion des principes sulfureux les rendent utiles dans un grand nombre de maladies. Les unes sont faibles en principes sulfureux : de là leur efficacité dans les affec-tions de poitrine, l'asthme, le catarrhe, la phthisie pul-monaire. La température élevée des autres en fait un agent de guérison presque certain contre les rhuma-tismes chroniques, les scrofules, les dartres, les an-kyloses, les maladies atoniques, les engorgements articulaires ou viscéraux, la paralysie, etc.

La saison s'ouvre le 1er mai et finit le 30 octobre.

On administre les eaux d'Ax en boisson, en douches, en bains d'eau et de vapeur, en lotions et en injections.

Les sources d'Ax sont nombreuses et très abon-dantes; elles paraissent avoir été connues et fréquentées par les Romains.

M. Astrié en est le médecin inspecteur.

### AIX-LA-CHAPELLE (Prusse).

Il y a huit sources, ce sont :

| | |
|---|---|
| 1° Le Bain de l'Empereur. | 5° Le Bain des Seigneurs. |
| 2° Le Bain Neuf. | 6° Rosenbad. |
| 3° Le Bain de l'Hôtel de la reine de Hongrie. | 7° Le Bain des Pauvres. |
| 4° Le Bain Quirinus | 8° Herrenbad. |

La température du bain de l'Empereur est de 57°5.

L'analyse de MM. Reumont et Monheim a fait re-connaître dans ces eaux la présence :

| | |
|---|---|
| Du carbonate de soude, | De la silice, |
| Du chlorure de sodium, | De l'azote, |
| Du carbonate de chaux, | De l'acide carbonique, |
| — de magnésie, | De l'acide hydrosulfurique. |

On va à Aix-la-Chapelle prendre les eaux pour des maladies de peau, des rhumatismes chroniques, les scrofules, la chlorose, l'hypochondrie, la paralysie, les plaies d'armes à feu, les fistules, les vieux ulcères calleux, l'ankylose, les affections nerveuses, les fleurs blanches, les engorgements du foie, de la rate à la suite des fièvres intermittentes, la colique métallique, les digestions pénibles, etc.

M. Patissier leur trouve beaucoup d'analogie avec celles de Barrèges et de Bagnères-de-Luchon.

C'est principalement l'été qu'on en fait usage, cependant on les emploie en toutes saisons, en boisson, en bains, douches d'eau et de vapeur, en lavement, collyre et injection.

Les eaux d'Aix-la-Chapelle sont très riches en principes minéraux : elles jouissent d'une réputation solide et bien acquise. Elles étaient connues des Romains et furent restaurées par Charlemagne et par Napoléon.

### ENGHEIN-LES-BAINS (Seine-et-Oise).

Enghien possède trois sources froides désignées sous les noms : 1° de Source Ancienne ou du Roi depuis que Louis XVIII en fit usage ; 2° de Source de la Pêcherie ; 3° de Source Nouvelle, qui fut découverte par M. Bouland père, ancien directeur de l'établissement.

Les eaux d'Enghien ont été analysées à plusieurs époques : en 1774 par Deyeux, en 1783 par Fourcroy, et dans ces derniers temps, par MM. Longchamp,

Oss. Henry, et Fremy, de Versailles. Toutes ces analyses s'accordent à trouver les principes sulfureux dans une proportion beaucoup plus forte que dans le plus grand nombre des eaux des Pyrénées.

Elles sont également beaucoup plus claires, plus limpides et plus agréables à boire.

Leur température n'est pas une contre-indication de leur emploi extérieur, surtout depuis que, par des moyens ingénieux de chauffage, on est parvenu à leur donner tous les degrés sans qu'elles subissent la moindre déperdition de leurs éléments minéraux.

On se rend à Enghien pour des maladies chroniques, telles que les rhumatismes, les dartres, les scrofules, les engorgements des viscères abdominaux, les tumeurs blanches, la chlorose, les fleurs blanches, les catarrhes pulmonaires et vésicaux, les diarrhées, la suppression de la menstruation, les paralysies de tout genre, y compris celles qui résultent des émanations saturnines, en un mot, toutes les affections caractérisées par un défaut de ton et de force, soit dans la constitution, soit dans un organe. La syphilis, l'ankylose, la carie des os, les plaies d'armes à feu, les vieux ulcères calleux, sont susceptibles d'être sensiblement améliorés par l'usage des eaux de cette localité.

La saison commence le 1ᵉʳ mai et finit le 1ᵉʳ octobre de chaque année.

L'établissement des bains d'Enghien est, sans contredit, l'un des plus beaux, des plus vastes et des plus riches en moyens curatifs, qu'il y ait en Europe. Outre un nombre considérable de cabinets de bains et de douches de toute espèce, il y a des étuves où l'on administre des bains suivis du massage et des frictions, à la manière des Russes et des Orientaux.

Les bains d'Enghien sont situés dans la magnifique vallée de Montmorency, sur les bords d'un lac de cent arpents, entourés de chàlets, d'habitations coquettes et de jardins délicieux. Des cygnes d'une blancheur éclatante, des barques élégamment pavoisées qui sillonnent, en tous sens, les eaux du lac; sur les bords, çà et là, des pêcheurs à la ligne; de tous côtés, des ombrages frais où l'on respire un air embaumé par une riche végétation, ajoutent encore des charmes au séjour de ce lieu d'un aspect vraiment féerique.

Grâce aux soins de M. Bouland, jeune médecin distingué qui a succédé à son père dans la direction de cet établissement, une magnifique salle de concert d'une forme monumentale va s'élever sur le lac. Là, se réuniront plusieurs fois par semaine, pour s'y faire entendre, les artistes les plus renommés de Paris. Alors la magie sera complète, et les bains d'Enghein, déjà depuis longtemps le rendez-vous d'un monde élégant, verront affluer de toutes parts des malades ennuyés et des gens de plaisir.

**VERNET-LES-BAINS** (Pyrénées-Orientales).

Ce pays est riche en sources minérales. Indépendamment de la source de la Comtesse, de la source Elisa et d'une autre, toutes trois destinées à la boisson, Vernet possède quatre sources désignées par les numéros 1, 2, 3, 4, dont la température s'élève de 41 à 56° centig. Des douches descendantes, latérales, ascendantes et paraboliques, un vaporarium ou grande étuve d'une construction remarquable, un vaste bassin pour nager, une foule de cabinets munis chacun d'une baignoire en marbre du pays, des logements élégants, toutes les commodités de la vie à des prix modérés, un air pur, une température douce, un beau climat, des sites pittoresques, des eaux d'une vertu incontestable, font de cet établissement l'un des plus précieux de la catégorie des eaux sulfureuses.

M. le docteur Fontan, qui a été chargé par le ministre du commerce et des travaux publics d'en faire l'analyse, y a trouvé :

| | |
|---|---|
| Du sulfhydrate de sulfure de sodium, | Du silicate de chaux, |
| Du sulfate de soude, | — de magnésie, quelques |
| Du chlorure de sodium, | — de fer, traces. |
| Du silicate de soude, | — d'alumine, |

Les bains de Vernet jouissent d'une grande efficacité contre les rhumatismes anciens, les maladies chroniques de la peau, les vieilles plaies, les fistules, les fleurs blanches, les scrofules et les engorgements lymphatiques ou viscéraux.

On boit les eaux de la source Elisa et de la Comtesse pour les affections chroniques du larynx et de la poitrine. Leur usage peut, dans ce cas, tenir lieu d'un voyage aux Eaux-Bonnes.

L'établissement appartient à MM. de Lacvivier et Couderc, qui ne négligent rien pour le rendre agréable et salutaire.

Par leurs soins, et grâce aux conseils de M. Lallemant, de Montpellier, les chambres des malades sont chauffées à l'aide d'un courant d'eaux sulfureuses habilement dirigé, qui les maintient à une température uniforme de 16°R. Cette circonstance heureuse, ajoutée aux vertus minérales des eaux de Vernet, en recommande le séjour d'une manière toute spéciale, et surtout pendant l'hiver, aux malades affectés de phthisie pulmonaire ou laryngée.

M. Bertrand, médecin inspecteur.

URIAGE (Isère).

Uriage possède une source sulfureuse froide qui fournit une quantité surabondante d'eau minérale aux buveurs et au service des bains.

L'analyse chimique a fourni :

| | |
|---|---|
| De l'acide carbonique, | Du sulfate de soude, |
| De l'azote, | Du chlorure de sodium, |
| Du carbonate de chaux, | De l'hydrosulfate de chaux, |
|    — de magnésie, |    — de magnésie, |
| Du sulfate de chaux, | De l'hydrogène sulfuré libre. |
|    — de magnésie, | |

Indépendamment des diverses maladies à la guérison desquelles leur nature sulfureuse et saline les rend propres, les eaux d'Uriage se font remarquer par des propriétés spéciales contre les affections lymphatiques et scrofuleuses, particulièrement celles qui s'adressent au tissu osseux, et contre les maladies de la peau et du système nerveux.

A une température de 33ª centig., les bains d'Uriage ont paru à M. Gerdy jeune, qui les a expérimentés avec soin, produire des effets calmants bien plus prononcés encore que ceux de tous les autres bains, et lui ont donné six pulsations de ralentissement au dessous de l'état de calme parfait.

∴ Il n'y a guère qu'une vingtaine d'années qu'Uriage possède un établissement qui laisse peu de chose à désirer.

Les eaux sont chauffées à l'aide d'un appareil ingénieux qui ne leur fait subir aucune déperdition de leurs éléments minéraux. On trouve à Uriage des douches ascendantes et descendantes, une douche capillaire, et une foule de cabinets de bains.

La saison commence le 1ᵉʳ juin et dure jusqu'à la fin de septembre.

Des communications faciles, un séjour peu dispendieux, des promenades agréables, des curiosités locales multipliées, les soins de M. Gerdy, médecin inspecteur, frère du célèbre professeur, et professeur agrégé lui-même de notre Faculté, recommandent les eaux d'Uriage à l'attention des médecins et au choix des malades.

## EAUX MINÉRALES SULFUREUSES DE 2ᶜ CLASSE.

ESCALDAS. Pyrénées-Orientales. 37° c. Deux établissements. Le climat y est fort doux.

MOLITG. Pyrénées-Orientales. 37° c. Deux établissements. Ses eaux sont riches en principes salins et très douces à la peau. — Médecin, M. Barrère.

VINCA. Pyrénées-Orientales. 23° c. Etablissement peu fréquenté. Ses eaux sont bonnes pour les poitrines délicates.

THUEZ. Pyrénées-Orientales. 45° c. Il n'y a pas d'établissement.

BAINS (près Arles). Pyrénées-Orientales. Ces eaux sont très fréquentées, et très efficaces contre la plupart des maladies citées à propos des eaux sulfureuses de la première classe.

LA PRESTE. Pyrénées-Orientales. 44° c. On les fréquente pour les maladies chroniques de poitrine.

DIGNE. Basses-Alpes. De 33° à 42° c. Etablissement thermal. Beau climat, charmant pays. Ces eaux jouissent de propriétés remarquables pour la guérison des blessures et des plaies anciennes. On n'y voit que des malades sérieux. Le confortable ne s'y trouve pas facilement, et les plaisirs y sont rares. Leur réputation est très grande dans tout le midi de la France. — Médecin, M. Frison.

CAMBO. Basses-Pyrénées. 23° c. Etablissement thermal. — Médecin, M. Delissade.

BAGNOLS. Lozère. 45° c. Deux établissements. L'un appartient au gouvernement. Il renferme six piscines. Ses eaux sont très renommées.— Médecins, MM. Blanquet et Barbat.

CASTERA-VERDUZAN. Gers. 25° c. Etablissement thermal. Vingt-huit baignoires en beau marbre blanc, et une douche.—Médecins, MM. Capuron et Bazin.

PIETRA-POLA. Corse. De 42° à 55° c. Il n'y a pas d'établissement. Il y a plusieurs piscines qui sont très fréquentées. — Médecin, M. Vincentelli.

SAINT-ANTOINE DE GUAGNO. Corse. 51° c. Etablissement. — Médecin, M. Defranchi.

GUITERA. Corse. 47° c. Point d'établissement. — Médecin, M. Piezza.

CALDANICCIA. Corse. 40° c. Point d'établissement.

ACQUI. Piémont. 75° c. La source bouillante est située au milieu de la ville.

BADEN. Autriche. 35° c. Ces eaux sont très fréquentées par les Allemands.

LA ROCHE-POSAY. Vienne. Froide. Etablissement. —
Médecin, M. Destouches.

GUILLON. Doubs. Froide. — Médecin, M. Coillot.

TRÉBAS. Tarn. Froide. — Médecin, M. Pujol.

MONTMIRAIL. Vaucluse. Froide. Etablissement.

## Eaux minérales salines.

On nomme ainsi les eaux minérales qui ont pour
principes prédominants quelques sels, et qui, cependant, ne sont ni sulfureuses, ni acidules, ni ferrugineuses, ni alcalines. Elles peuvent néanmoins offrir
des traces de ces diverses substances.

*Propriétés physiques.* Elles sont transparentes ;
leur saveur ressemble souvent à celle des sels neutres
que caractérise surtout une amertume nauséabonde ;
quelquefois à la fraîcheur piquante des eaux acidules. .
Les sources de cette espèce sont, comme dans toutes
les autres, thermales ou froides. Les premières sont
les plus précieuses, en ce sens qu'on peut les administrer dans un plus grand nombre de maladies ; les se-
condes sont plus riches en sels purgatifs.

*Composition chimique.* Elles tiennent en dissolution des chlorures de sodium, de calcium et de magnésium, du sulfate de soude, des carbonates alcalins.
On y trouve, en outre, de la silice, des traces d'iodure,
de bromure, de fer, quelquefois du sulfate d'alumine,

et de cette substance glaireuse si commune dans les eaux sulfureuses.

*Considérations médicales.* Ces eaux, prises en boisson, activent les sécrétions de tous les organes. L'estomac, le foie, les reins, le pancréas, les intestins, le système lymphatique, grâce à leurs propriétés stimulantes, remplissent leurs fonctions avec plus de vivacité et d'énergie. Des selles, des sueurs et des urines abondantes, en déterminant une résorption plus active, expliquent les vertus résolutives et fondantes de ces eaux dans les engorgements chroniques des organes abdominaux et ceux du système lymphatique.

Elles réveillent les organes digestifs frappés d'atonie, chassent de l'estomac les mucosités et la bile qui le surchargent, et guérissent l'ictère en rendant au fluide hépatique son cours naturel. De leur action diurétique et de leur nature alcaline naît leur efficacité contre les calculs biliaires, les coliques néphrétiques et le catarrhe vésical. Par l'énergie nouvelle qu'elles impriment aux fonctions de tous les organes, la menstruation supprimée reparaît bientôt, les fleurs blanches se tarissent, et la stérilité qui dépend de ces deux causes morbides, cesse par le fait de leur guérison. Enfin, en provoquant d'abondantes transpirations, sans affaiblir, les eaux salines ouvrent, par la voie cutanée, une issue à un grand nombre de maladies qui trouvent en elles leur médication la plus précieuse.

L'usage externe des eaux salines thermales est recommandé contre les rhumatismes chroniques, les paralysies, les contractures des muscles, les maladies des os et des articulations, ainsi que les maladies de la peau accompagnées de démangeaisons. On le voit, ces eaux ont des vertus communes avec les eaux sulfureuses : elles les doivent toutes deux à leur température et aux principes salins qui les enrichissent.

*Mode d'administration.* On boit les eaux salines en petite quantité lorsqu'on veut seulement communiquer une excitation salutaire aux voies digestives et à toute l'économie ; mais, si l'on se propose d'obtenir un effet purgatif, on en prend jusqu'à deux litres dans l'espace d'une heure, le matin, à jeun, et souvent même on y ajoute encore, pour augmenter leur puissance, 32 grammes de sel de Sedlitz ou d'Epsom.

Les bains et les douches ne doivent pas toujours être administrés dès le commencement du traitement, et il est prudent de ne pas irriter, avec trop de violence, le tube digestif et le système cutané simultanément.

Les boues sont employées en bains et en cataplasmes.

Les eaux salines se transportent et s'altèrent rarement au point de ne pouvoir rendre de véritables services.

## BAINS DE MER.

Bien que l'eau de mer fasse partie de la classe des eaux salines froides, elle mérite, par son importance thérapeutique, un article séparé.

*Propriétés physiques.* L'eau de la mer a une saveur salée, nauséabonde ; elle exale sur le rivage une odeur particulière, et, à quelque distance, est complètement inodore. Elle laisse sur la peau de la personne qui s'y est plongée un dépôt salin légèrement déliquescent, principalement formé par du chlorure de sodium. Sa *composition chimique* n'est pas exactement la même que celles des eaux minérales de sa classe. Elle en diffère d'abord par les proportions des sels qu'elle tient en dissolution ; ainsi le chlorure de sodium y domine plus que dans aucune autre espèce d'eau saline ; ensuite, par la présence d'iodures, de bromures et de substances animales et végétales qui la caractérisent spécialement.

*Considérations médicales.* Comme le bain d'eau froide simple, le bain de mer est suivi d'un effet immédiat qui est sédatif et porte son action principale sur le système nerveux, et d'un effet consécutif caractérisé par l'accélération du pouls et l'augmentation de la chaleur de la peau. Or, si cette réaction est plus vive que celle qui suit le bain froid d'eau simple, c'est parce que les sels que l'eau de mer tient en dissolution jouissent eux-mêmes de propriétés excitantes bien capables de réveiller les forces médicatrices de la nature.

Les bains de mer sont essentiellement toniques. Ils agissent en vertu de leur température, de la pression qu'ils exercent sur le corps (l'eau marine étant plus pesante que l'eau de rivière), de la percussion des vagues, douches immenses qui frappent et couvrent le corps à plusieurs reprises ; enfin, par l'absorption des principes salins. On trouve un auxiliaire très utile de l'action des bains de mer dans l'exercice de la natation.

Les médecins anglais font grand usage des bains de mer, et je ne saurais trop les approuver, quand je considère l'état prédominant de la lymphe dans la constitution de leurs compatriotes. En effet, les bains de mer, en donnant du ton à la peau, de la force aux muscles, en imprimant une nouvelle énergie aux fonctions, celles de la digestion surtout, constituent une médication puissante dans une foule de maladies, pourvu qu'elles soient dépouillées de tout caractère inflammatoire. Aussi les affections scrofuleuses, lymphatiques et nerveuses, quand les malades sont doués d'une force suffisante de réaction , sont guéries ou soulagées par les bains de mer. M. Gaudet, médecin inspecteur des bains de Dieppe, ne connaît pas de moyen plus sûr que les bains et les affusions d'eau de mer pour guérir les céphalées, les hémicranies, les névralgies de la tête : il prétend qu'un accès de névralgie quel qu'il soit, peut être arrêté par un bain de mer, mais que l'association des affusions aux bains est indispensable pour obtenir ce résultat. Mes observations particulières m'ont fait partager, depuis longtemps, l'opinion de ce praticien distingué sur la prompte efficacité des bains de mer dans ces diverses maladies, et je n'hésite pas à en recommander l'usage quand les médicaments ont suffisamment prouvé leur impuissance.

En activant par leurs propriétés toniques les fonctions gastro-intestinales, les bains de mer ont souvent guéri des gastralgies accompagnées de constipation habituelle. Aussi sont-ils, dans ce cas, toujours parfaitement indiqués.

Il n'est pas rare de rencontrer chez les femmes des grandes villes un état fluxionnaire utérin permanent, entretenu, entre autres causes, par le retour périodique de la menstruation. Pendant les règles, cet état est accompagné de douleurs utérines et de pesanteur des reins ; il ne tarde pas à être suivi de fleurs blanches, de maux d'estomac, d'inflammation sourde, d'engorgement, de déplacement de matrice, bientôt de dérangement dans la menstruation, enfin, de la stérilité. Par une répartition plus égale de la chaleur et du sang, par la propriété qu'ils ont de rendre à tous les organes une plus grande force fonctionnelle, de décentraliser les congestions internes au moyen de la réaction qu'ils opèrent vers la peau, les bains de mer froids remédient ordinairement à tous ces malaises, pourvu qu'ils ne soient pas trop anciens, et quelquefois aux désordres plus graves qui en sont la conséquence.

Par le même mode d'agir ces bains seront efficaces contre la chlorose, l'aménhorrée, l'hystérie, l'hypochondrie, la paraplégie, la chorée, etc.

« L'efficacité des bains de mer, dit M. Patissier, se manifeste principalement dans le rachitis et les affections scrofuleuses, telles que les engorgements des ganglions cervicaux, le carreau, les ulcères fistuleux, la carie des os, l'ophthalmie, pourvu que ces maladies ne soient pas dans leur période inflammatoire. Car on doit se rappeler qu'il est dans les écrouelles un état aigu qui réclame plutôt les adoucissants que les toniques. Les enfants atteints des maladies strumeuses, après avoir respiré l'air de la mer et pris quelques bains, acquièrent en peu de temps de la coloration, un caractère de vie et de force qu'ils avaient perdu; l'engorgement des glandes, la diarrhée, la carie même des os se dissipent; les ligaments, les cartilages, les muscles prennent assez de consistance pour prévenir la récidive des difformités de la taille et des membres : aussi les bains de mer forment le complément du traitement orthopédique. »

L'eau de mer prise en boisson est purgative ; sous forme de lavement, elle entretient parfaitement la liberté du ventre. On l'emploie aussi, en même temps que les bains, pourvu qu'il n'y ait point d'irritation locale, en injection ou douche vaginale, pour remédier aux fleurs blanches, aux engorgements du col ou du corps de la matrice, et aux déplacements qu'ils entraînent avec eux.

Il ne faut, si l'on veut retirer de bons effets des bains de mer, s'y plonger que pendant quelques minutes, c'est à dire, jusqu'à ce que le premier frisson se fasse sentir.

Un pédiluve chaud, en aidant la réaction, fait toujours une heureuse diversion à un mal de tête que l'on emporte quelquefois du bain de mer, quand on y est resté quelques minutes de plus que la susceptibilité morbide des organes ne le permet. Il est également utile, lorsqu'on est hors de l'eau, de se faire masser et frictionner avec une vigueur proportionnée à sa force; et, une fois habillé, de se livrer à un exercice un peu violent, et de prendre son repas.

Les bains de mer froids ne conviennent pas aux enfants au dessous de deux ans, aux vieillards, aux femmes enceintes, et dans tous les cas où le refoulement du sang vers la tête ou la poitrine est à redouter. On peut citer cependant comme exception à cette règle, beaucoup de personnes, et, entre autres, des baigneuses, dans les ports maritimes, qui entrent à la mer et y restent sans inconvénient, malgré l'état de grossesse, de menstruation et même pendant l'allaitement.

Les personnes auxquels les bains de mer froids seraient nuisibles, et qui, cependant, se trouvent dans un état sanitaire tel, qu'il soit nécessaire de stimuler les différents systèmes de l'économie, à l'aide du principe salin qui prédomine dans l'eau marine, devront se baigner dans cette eau préalablement chauffée au degré de température que leur médecin jugera le plus capable de faire face aux indications thérapeutiques réclamées par la maladie.

Pris au milieu de toutes ces conditions, le bain de mer sera généralement efficace et la médecine n'aura le plus souvent que des succès à enregistrer à la suite de son administration.

### PLOMBIÈRES (Vosges).

Les sources de Plombières sont nombreuses. Voici les noms qui servent à les distinguer entre elles :

| | | |
|---|---|---|
| 1° Le Bain des Romains. | 6° La Fontaine des Capucins. | |
| 2° La Fontaine du Crucifix | 7°  —  des Dames. | |
| 3°  —  de l'Enfer. | 8°  —  de l'étuve de Bas- | |
| 4°  —  Muller. | sompière. | |
| 5°  —  Simon. | | |

Plusieurs vastes piscines, un grand nombre de cabinets de douches et de bains, des étuves; l'abondance de l'eau, sa richesse minérale, sa température qui s'élève jusqu'à 63° 75 cent., quelques sources froides, salines et ferrugineuses, une onctuosité remarquable qui a valu à plusieurs sources le nom de savonneuses; le mérite éminent de M. Garnier, médecin inspecteur, font des eaux de Plombières le lieu thermal le plus précieux et le plus important des départements de l'est de la France.

Une analyse faite par M. Vauquelin a fait reconnaître dans ces eaux la présence :

Du carbonate de soude,
   —     de chaux,
Du sulfate de soude,
Du chlorure de sodium,

De la silice,
Et quelques traces de matière animale.

Les eaux de Plombières ont une vieille réputation
d'efficacité contre les maladies des voies digestives, la
dyspepsie, la gastralgie, les gaz, les acidités, les ren-
vois ; contre les engorgements du foie, de la rate et des
autres viscères abdominaux. Leur température élevée
les rend utiles contre les rhumatismes, la sciatique,
l'ankylose, la paralysie, les névralgies, les fleurs blanches, les pâles couleurs, la stérilité.

Les eaux de Plombières agissent plutôt par les sueurs
et par les urines que comme laxatives : quand on juge
à propos d'exciter les sécrétions intestinales, on y
ajoute du sel de Sedlitz ou d'Epsom.

La saison s'ouvre le 15 mai et finit le 15 octobre.

Une foule considérable de malades se porte, chaque
année, à Plombières, et y laisse plusieurs centaines de
mille francs. Les promenades et les sites sont nombreux et variés. C'est à trois quarts de lieue de là
que se trouve cette fameuse vallée nommée Val-d'Ajol.

### BALARUC (Hérault).

Il n'y a, à Balaruc, qu'une seule source, mais elle est
très abondante. Le thermomètre centigrade y marque 47° 1/2.

**M. Brongniart y a découvert:**

| | |
|---|---|
| De l'acide carbonique, | Du carbonate de chaux, |
| Du chlorure de sodium, | —  de magnésie, |
| —  de magnésium, | Du sulfate de chaux. |
| —  de calcium, | |

On fait usage des eaux de Balaruc, pour l'atonie des voies digestives, les vices de la digestion, l'état saburral des premières voies, car elles sont purgatives, à la dose de deux ou trois litres bus dans l'espace de vingt-quatre heures. Elles sont renommées contre les engorgements du foie, de la rate et des autres organes abdominaux, la sciatique, les rhumatismes, les maladies des articulations, les névralgies, les paralysies, les scrofules, les pâles couleurs, les fleurs blanches, etc.

La saison dure depuis le 1er mai jusqu'au 30 août.

Les eaux de Balaruc s'emploient sous toutes les formes. Elles sont très excitantes, et doivent être sévèrement défendues aux gens doués d'une constitution apoplectique et disposés aux hémorrhagies. Il faut les interdire également aux vénériens, aux hypochondriaques, aux épileptiques, aux hystériques, aux phthisiques et aux asthmatiques. C'est assez dire qu'il ne faut pas en faire usage sans avoir pris l'avis de M. Rousset, médecin inspecteur qu'une grande expérience autorise à juger cette question délicate.

Le voisinage de Montpellier, la faveur des médecins de cette Faculté non moins que l'efficacité des eaux ont mis Balaruc au premier rang des établissements thermaux salins.

## BOURBONNE-LES-BAINS (Haute-Marne).

On trouve à Bourbonne trois sources ainsi nommées :

1° Source de la Place.
2° — des Bains civils.

3° Le Bain Patrice.

La plus haute température de ces eaux est de 58° centig.

L'analyse de MM. Bastien et Chevallier y a fait reconnaître :

Du bromure alcalin, '
Du chlorure de sodium,
— de calcium,

Du carbonate de chaux,
Du sulfate de chaux,
Des matières animale et végétale.

Vauquelin a trouvé dans les boues des matières animales et végétales :

De la silice,
Du fer oxydé,
De la chaux,

De la magnésie,
De l'alumine.

Ces eaux jouissent d'une réputation fort ancienne et bien méritée pour la guérison des paralysies.

Elles sont très excitantes, et, comme pour celles qui précèdent, une excessive prudence doit présider à leur administration. Elles ont guéri des paralysies partielles et générales lors même que ces maladies reconnaissaient pour cause une lésion du cerveau ; mais il n'est alors permis d'en faire usage que lorsque toute disposition apoplectique a disparu complètement depuis plusieurs mois ou années, et encore c'est en redoublant de soins et de précautions pour empêcher un raptus du sang vers la tête.

Elles guérissent ou soulagent également les affections caractérisées par l'atonie, telles que les pâles couleurs, les fleurs blanches, les rhumatismes chroniques musculaires et articulaires, les scrofules, les engorgements abdominaux, les blessures d'armes à feu. Il paraît certain, d'après les observations faites par MM. Lefaivre et Magistel, que l'usage abusif des eaux de Plombières amène un ramollissement notable dans les tissus fibreux, fibro-cartilagineux et osseux, et qu'il dispose aux fractures. Ils en ont tiré naturellement la conséquence qu'elles sont contraires aux rachitiques et aux malades affligés de fractures récentes.

La saison commence le 1$^{er}$ juin et finit le 1$^{er}$ octobre.

Les eaux de Bourbonne s'administrent en bains, douches, étuves, bains de piscine, bains et cataplasmes de boues.

Il y a un hôpital militaire qui peut contenir 500 hommes. Les environs et la ville elle-même offrent peu de distractions.

Ces eaux sont très fréquentées. M. Renard en est le médecin inspecteur.

### LUXEUIL (Haute-Saône).

Luxeuil possède plusieurs sources thermales, qui fournissent les sept bains suivants :

| | |
|---|---|
| 1° Le Bain des Capucins. | 5° Le Bain des Fleurs. |
| 2°   —   des Cuvettes. | 6°   —   des Dames. |
| 3° Le Grand Bain. | 7°   —   des Bénédictins. |
| 4° Le Bain Gradué. | 8° La Fontaine des Dames. |

Leur température la plus élevée est de 55° c. L'analyse de Vauquelin a démontré qu'il entrait dans leur composition :

| | |
|---|---|
| Du chlorure de sodium, | De la silice, |
| Du carbonate de soude, | De la matière bitumineuse végé- |
|    —    de chaux, | tale. |
|    —    de magnésie, | |

Les eaux de Luxeuil conviennent aux maladies des voies digestives, qui se distinguent par un caractère plutôt nerveux qu'inflammatoire, aux rhumatismes, à certaines affections de la peau, à quelques paralysies partielles, aux hémoptysies, à la stérilité.

On administre ces eaux sous toutes les formes que l'on juge nécessaires pour provoquer la guérison des maladies nombreuses et variées qui se présentent à Luxeuil.

La saison commence le 1ᵉʳ mai et finit le 15 octobre.

Luxeuil est une jolie ville. Son établissement thermal est parfaitement organisé. On y trouve deux sources ferrugineuses, dont M. Revillont, médecin inspecteur, sait tirer bon parti contre les fleurs blanches et la chlorose.

### NÉRIS (Allier).

On a découvert à Néris six puits de construction romaine, qui communiquent tous entre eux et qui paraissent être alimentés par la même source. Leur température s'élève à 51° centigr.

M. Berthier, en analysant ces eaux, y a reconnu les substances minérales suivantes :

| | |
|---|---|
| Du bi-carbonate de soude, | Du carbonate de chaux, |
| Du sulfate de soude, | De la silice. |
| Du chlorure de sodium, | |

On va prendre les eaux de Néris pour les névroses, les névralgies, les rhumatismes de nature nerveuse, les maladies des articulations, la goutte, les affections de la peau avec éréthisme, et généralement toutes les maladies atoniques, telles que les engorgements chroniques du foie, de la rate, les métrites chroniques, les dérangements dans la menstruation, les convalescences. Mais c'est principalement contre la goutte, les rhumatismes et les maladies du système nerveux, que ces eaux sont renommées et jouissent d'une réputation spéciale d'efficacité.

On trouve, à Néris, des piscines, des douches, des cabinets de bains et des étuves. On boit l'eau du puits de la Croix. On fait usage du limon en bains et en cataplasmes.

La saison commence le 20 mai et finit le 15 octobre.

On remarque à Néris diverses antiquités romaines, et aux alentours, des sites pittoresques et des châteaux gothiques en ruines, qui sont des buts de promenades agréables et utiles.

Il y a, à Néris, deux médecins inspecteurs, MM. de Montluc et Sibille, tous deux recommandables par leur savoir et une expérience consommée dans l'administration des eaux thermales de ce pays.

BAGNÈRES-DE-BIGORRE (Hautes-Pyrénées).

Ce pays est sans contredit le plus riche de la France en sources salines thermales ; il en possède même quelques unes où les principes sulfureux et ferrugineux prédominent. Voici les noms des principales sources salines :

| | | |
|---|---|---|
| 1° La Source de la Reine. | 5° La Source du Foulon. | |
| 2° — du Dauphin. | 6° — de Saint-Roch. | |
| 3° — de la Fontaine nouvelle. | 7° — des Jeux. | |
| | 8° — de l'Intérieur. | |
| 4° — du Roc de Lannes. | 9° — de l'Extérieur. | |

Leur température varie depuis 27° jusqu'à 51° centig. L'analyse chimique de MM. Gauderax et Rosière de Tarbes, y a fait reconnaître la présence :

| | |
|---|---|
| De l'acide carbonique, | Du sous-carbonate de magnésie, |
| Du chlorure de magnésium, | — de fer, |
| — de sodium, | Une substance grasse résineuse. |
| Du sulfate de chaux, | Une substance extractive végétale, |
| — de soude, | |
| — de magnésie, | De la silice. |
| Du sous-carbonate de chaux, | |

On traite, à Bagnères-de-Bigorre, beaucoup d'affections nerveuses ou atoniques, telles que l'hystérie, la paralysie, les engorgements du foie, de la rate, les maladies des voies digestives, l'ictère.

Ces eaux conviennent aux hommes de cabinet, aux femmes nerveuses qui ont besoin de se délasser, les uns des fatigues du cerveau, les autres des plaisirs de l'hiver et des émotions qui ont pu apporter le trouble dans leur organisation délicate et impressionnable.

La saison s'ouvre le 1er juin et finit le 15 octobre.

On administre ces eaux sous forme de bains, de boisson, de douches et de bains de vapeur.

Bagnères est une jolie petite ville située au pied des Pyrénées, dans la belle vallée de Campan, sur le bord de l'Adour. Tous les auteurs considèrent Bagnères comme la reine des cités minérales, à cause de l'importance et du nombre de ses établissements : aussi, c'est là surtout que la foule se porte et y laisse environ, chaque année, de cinq à six cent mille francs.

MM. Gauderax et Cany, médecins inspecteurs.

### AIX (Bouches-du-Rhône).

Il y a deux sources à Aix, la fameuse et antique source de Sextius, et la source de Barret, dont la température varie de 20° à 36° centigrade environ.

M. Robiquet y a découvert :

| | |
|---|---|
| De l'acide carbonique, | Du sulfate de soude, |
| Du carbonate de chaux, | — de magnésie. |
| — de magnésie, | De la silice, |
| Du chlorure de sodium, | De la matière organique azotée, |
| — de magnésium, | Du fer. |

On les utilise pour remédier aux fleurs blanches, à la suppression de la menstruation, à la stérilité, aux engorgements des viscères abdominaux, à la gravelle, aux rhumatismes, aux paralysies, aux maladies de la peau et des articulations.

La saison commence dès le 1er mai et finit le 15 octobre. On boit les eaux d'Aix, et on les emploie en bains, douches ascendantes et descendantes, en injections et en bains de vapeur.

Ces eaux ont été très anciennement connues des Romains qui les fréquentaient pendant la belle saison, comme toutes les eaux thermales, avec un empressement que nous n'avons pas encore égalé. Elles restèrent en faveur pendant tout le moyen-âge.

MM. Jacquemin et Arnault en sont les médecins inspecteurs.

### 5. BAINS (Vosges).

Les sources de ce pays sont nombreuses : les plus importantes sont au nombre de huit. Voici leurs noms :

| | |
|---|---|
| 1° La Savonneuse. | 5° La Féconde. |
| 2° La Grande Source. | 6° La Romaine. |
| 3° La Source tiède, ou des Promenades. | 7° Le Robinet de fer. |
| 4° La Tempérée. | 8° La Vache. |

M. Robiquet, en analysant l'eau du robinet de fer, y a découvert :

| | |
|---|---|
| Du sulfate de soude cristallisé, | De la silice, |
| — de chaux, | De la magnésie. |
| Du chlorure de sodium, | |

La température des sources de Bains s'élève de 33° à 51° centigr. L'eau y abonde et vient remplir trois bassins pouvant contenir chacun une trentaine de baigneurs.

On se rend à Bains pour les affections nerveuses de l'estomac et des intestins, l'hystérie, la suppression des règles, les maladies cutanées peu anciennes et les rhumatismes.

La saison dure depuis le 15 juin jusqu'au 15 septembre.

On emploie ces eaux sous toutes les formes. Leur douceur les rend plus utiles à la constitution nerveuse des femmes qu'à celles des hommes. C'est probablement pour cette raison que le nombre des femmes qui s'y rendent dépasse de beaucoup celui des hommes.

Bains est une petite ville où le confortable laisse beaucoup à désirer.

M. Bailly en est le médecin inspecteur.

### BAGNOLS (Orne).

Il y a à Bagnols deux sources : *la grande et la petite.*

Vauquelin y a découvert :

| | |
|---|---|
| De l'acide carbonique, | De l'hydrochlorate de chaux, |
| Du gaz hydrogène sulfuré, | —          de magnésie. |
| De l'hydrochlorate de soude, | |

La température des eaux de Bagnols est de 27° centigr.

On s'y rend pour des rhumatismes, des douleurs sciatiques, des vieilles plaies, les scrofules, les maladies chroniques des articulations, les fleurs blanches, la chlorose, etc.

La saison dure depuis le 1er mai jusqu'au 15 octobre et quelquefois jusqu'au 30.

On utilise les eaux de Bagnols sous toutes les formes.

Elles ont des propriétés très actives malgré leur température peu élevée.

M. Ledemé, médecin inspecteur.

NIEDERBRONN (Bas-Rhin).

Il y a deux sources presque froides qu'on chauffe pour les bains.

L'analyse chimique y a fait connaître :

L'azote,
L'acide carbonique,
Du chlorure de sodium,
— de calcium,
— de magnésium,
Du sulfate de magnésie,

Du carbonate de protoxyde de fer.
— de chaux,
— de magnésie,
— de manganèse,
De la silice,
Du fer.

L'eau de Niederbronn est froide : ses propriétés médicales n'en sont pas moins réelles, car elles sont laxatives.

On en fait usage en boisson, en bains et en douches pour les engorgements des viscères de l'abdomen, pour la jaunisse qui en est le résultat, pour les calculs biliaires, la constipation, les scrofules, les maladies de peau, les fleurs blanches, les pâles couleurs, les maladies de nerfs, les rhumatismes chroniques, les sciatiques, les maladies des articulations.

La saison dure depuis le 15 juin jusqu'au 15 octobre.

Niederbronn est une bourgade de moins de 3,000 âmes, où l'on trouve toutes les aisances de la vie, et des distractions.

M. Kuhn est médecin inspecteur de l'établissement.

### SAINT-AMAND (Nord).

Saint-Amand possède trois sources : la source du Bouillon, du Pavillon ruiné et de la Vérité. Leur température est de 25 à 28° centigr.

L'analyse de M. Pallas y a fait reconnaître la présence :

| | |
|---|---|
| De l'acide carbonique, | Du chlorure de magnésium, |
| Du sulfate de magnésie, | Du carbonate de chaux, |
| — de chaux, | — de magnésie, |
| Du chlorure de calcium, | De la silice, |
| — de sodium, | Et du fer. |

On recommande les eaux de Saint-Amand aux malades qui sont tourmentés par la gravelle, les rhumatismes, la suppression de la menstruation, les pâles couleurs, les fleurs blanches. On emploie les boues en bains locaux ou généraux, et en cataplasmes dans les cas d'ankylose, de rétraction musculaire.

La saison commence le 1$^{er}$ juin et finit le 1$^{er}$ septembre.

Les eaux de Saint-Amand doivent principalement leur réputation d'efficacité à leurs boues minérales, dont on fait grand usage. Pour être administrées sous forme de bains, elles ont besoin d'être chauffées.

Le docteur Delaunay en est le médecin inspecteur.

### BOURBON-LANCY (Saône-et-Loire).

Cette ville possède cinq sources désignées sous les noms de Limbe, de Reine, des Ecures, de Saint-Léger, de Bain Royal.

M. Berthier a trouvé en les analysant :

| | |
|---|---|
| De l'acide carbonique libre, | Du carbonate de chaux, |
| Du chlorure de sodium, | —      de magnésie, |
| —      de potassium, | De l'oxyde de fer, |
| Du sulfate de soude, | De la silice. |
| —      de chaux. | |

Leur température s'élève de 41° à 60° centigr. : aussi on en fait un grand usage contre les rhumatismes et les paralysies, l'ankylose, les engorgements abdominaux chroniques, la stérilité, la métrite chronique, certaines maladies de peau, les fleurs blanches et la chlorose.

La saison s'ouvre le 15 mai et se termine le 1er octobre. On emploie ces eaux sous toutes les formes. Elles étaient déjà célèbres du temps de l'occupation des Gaules par les Romains. On se baigne dans un grand bassin de quarante-deux pieds de diamètre, qui semble un ouvrage de leurs mains. Catherine de Médicis leur dut, dit-on, sa fécondité.

M. Pinot en est le médecin inspecteur.

### CARLSBAD (Bohême).

Les sources principales de Carlsbad sont au nombre de six, savoir : le Sprudel, l'Hygie, le Neubrunner, le Mulhbrunner, le Thérésienbrunner, le Schlosbrunner.
Leur température varie depuis 51° jusqu'à 73° centigr.

L'analyse chimique y a fait découvrir :

| | |
|---|---|
| Du gaz acide carbonique, | Du carbonate de strontiane, |
| Du sulfate de soude, | Du chlorure de sodium, |
| —Du carbonate de soude, | De la silice, |
| —      de chaux, | Du fluate de chaux, |
| —      de magnésie, | Du phosphate de chaux, |
| —      de fer, | —      d'alumine. |
| —      de manganèse, | |

Ces eaux conviennent dans tous les cas d'atonie, d'inflammation et d'engorgements chroniques, de scrofules, de pâles couleurs, de fleurs blanches, de rhumatismes : on les emploie contre la stérilité, la suppression des règles, les fièvres à type intermittent, les calculs, la goutte chronique, etc.

La saison commence le 15 juin et finit au 15 octobre.

Les eaux du Carlsbad sont utilisées sous toutes les formes ; elles sont très excitantes, et ne doivent être prises qu'avec beaucoup de prudence. Elles furent découvertes par l'empereur Charles IV, en 1370, dans une partie de chasse.

La ville qui s'éleva bientôt dans ce pays minéral, reçut, depuis, le nom de ce souverain.

EMS (duché de Nassau).

Il y a à Ems trois sources : l'une froide, les deux autres thermales. La température de ces dernières s'élève de 23° à 51° centig.

L'analyse de M. Tromensdorff a démontré dans ces eaux la présence :

| | |
|---|---|
| De l'acide carbonique, | Du chlorure de calcium, |
| Du bi-carbonate de soude, | Du carbonate de chaux, |
| Du sulfate de soude, | — de magnésie, |
| Du chlorure de sodium, | De la silice. |

Leur douceur, leur action peu excitante les rend précieuses pour les constitutions frêles et nerveuses, ainsi que pour les maladies qui sont communes à ce genre de tempérament. Elles jouissent surtout d'une grande réputation contre la stérilité et contre la phthisie commençante.

La saison commence le 1er juin et dure jusqu'au 30 septembre.

On fait usage de ces eaux sous toutes les formes ; mais c'est principalement en bains et douches qu'elles sont administrées. Leur réputation, très grande dans toute l'Allemagne, date de quatre siècles.

### BADE (Suisse).

On y trouve dix-huit sources, dont la température varie depuis 41° jusqu'à 52° centig.

M. Pfugger a découvert dans les eaux de Bade :

| | |
|---|---|
| Du gaz acide carbonique, | Du sulfate de magnésie, |
| Du chlorure de sodium, | Du carbonate de chaux, |
| — de manganèse, | — de magnésie, |
| Du sulfate de chaux, | — de fer. |
| — de soude, | |

Ces bains sont fréquentés par des rhumatisants, des paralytiques, des scrofuleux, des femmes stériles ; les maladies nerveuses, les affections des voies digestives et urinaires en reçoivent une influence médiatrice ordinairement très favorable.

La saison dure depuis le 15 mai jusqu'au 30 septembre.

L'administration de ces bains a lieu sous toutes les formes. Ils sont le rendez-vous d'une foule assidue qui tempère la fatigue de la médication thermale par des fêtes et des amusements de tous genres.

### PFEFFERS (Suisse).

Pfeffers ne possède qu'une seule source très abondante, dont la température est de 37° centig.

M. Cappeler y a découvert :

Du sulfate de soude,
— de magnésie,
Du carbonate de chaux,
— de magnésie,

Du chlorure de sodium,
— de magnésium,
De la matière extractive,
— résineuse.

Ces eaux sont recommandées contre les rhumatismes, les paralysies, les fleurs blanches, les scrofules, la stérilité, et contre toutes les maladies atoniques. On les prend depuis le 1<sup>er</sup> juillet jusqu'au 31 août, en bains, en boissons, douches, collyres, injections, etc. On reste dans le bain jusqu'à douze heures chaque jour : mais il faut en suspendre l'usage aussitôt que la *poussée* se manifeste.

### SAINT-GERVAIS (Savoie).

Saint-Gervais possède sept sources désignées sous les noms de : Source Bonnant, Source du Bonhomme, Source du Mont-Blanc, Source Gontaud, Source du Mont-Joli, Source Bonnefoi, Source de la Bonneville. Leur température est de 41° centig.

L'analyse de M. Picht a révélé dans ces eaux la présence :

De l'acide carbonique,
Du sulfate de chaux,
Du carbonate de soude,

Du chlorure de sodium,
— de magnésium,
De quelques traces de pétrole.

Ces eaux sont utiles contre les maladies de peau, les rhumatismes, les paralysies, les engorgements du foie, de la rate, de la matrice, contre les affections du système nerveux, des voies digestives et pulmonaires.

La saison s'ouvre le 15 mai et se termine le 15 octobre.

On administre les eaux sous toutes les formes à Saint-Gervais; et l'établissement thermal peut être considéré comme un des mieux organisés. L'intelligente direction qui y préside a tout disposé dans un but d'utilité et d'agrément pour les baigneurs.

### BADE (grand duché de Bade).

Il n'y a qu'une source dont la température varie de 45 à 65° centig.

On a trouvé dans les eaux de Bade :

| | |
|---|---|
| De l'acide carbonique, | Du sulfate de chaux, |
| Du chlorure de sodium, | Du carbonate de chaux, |
| — de magnésium, | De la silice, |
| — de calcium, | Du fer. |

Les maladies de peau, les rhumatismes, les paralysies, les contractures des membres, les engorgements des viscères abdominaux, la suppression des règles, la stérilité, les fleurs blanches, les scrofules, et en général, toutes les maladies atoniques.

La saison s'ouvre le 1ᵉʳ juin et finit le 30 septembre. Les eaux s'administrent sous toutes les formes.

Une foule immense se rend, chaque année, à Bade, mais il y a peu de malades. Ce sont surtout les jeux tenus par notre compatriote, M. Benazet, qui y attirent de tous les points de l'Europe une légion d'aventuriers des deux sexes, parmi lesquels se fourvoient quelques groupes de personnes honorables poussées par un sentiment de curiosité naturel aux voyageurs.

LUCQUES (Italie).

Lucques possède 10 sources dont la température s'élève de 33 à 53° centig.

M. Maschein y a trouvé :

| | |
|---|---|
| De l'acide carbonique, | Du carbonate de chaux, |
| Du sulfate de chaux, | —     de magnésie, |
|     —     de magnésie, | De la silice, |
|     —     d'alumine, | De la matière extractive, |
|     —     de potasse, | De l'alumine, |
| Du chlorure de sodium, | Du fer. |
|     —     de magnésium, | |

Ces eaux sont préconisées contre toutes les maladies caractérisées par un défaut de ton, telles que les scrofules, les engorgements lents des glandes lymphatiques, la chlorose, les fleurs blanches, l'aménorrhée, les maladies des voies urinaires, les rhumatismes chroniques.

La saison dure depuis le 1er mai jusqu'au 31 octobre.

On les utilise sous toutes les formes. Elles jouissent d'une grande réputation en Italie.

EAUX MINÉRALES SALINES DE 2e CLASSE.

TOEPLITZ. Bohême. 65° c. Pays riche en sources très chaudes; il possède plusieurs établissements thermaux.

SCHLANGENBAD. Duché de Nassau. 30° c. Très froide.

LACHALDETTE. Lozère. 30° c. Établissement thermal.
       — Médecin, M. Roussel.

SAINT-LAURENT-LES-BAINS. Ardèche. 53° c. Piscines. Trois établissements thermaux. — Médecin, M. Fuzet.

MONESTIER DE BRIANÇON. Hautes-Alpes. De 30° à 45° c. Établissement thermal pour les militaires. — Médecin, M. Nunnia.

BARBOTAN. Gers. De 26° à 38° c. Les boues de Barbotan justement renommées, sont employées en bains et cataplasmes. — Médecin, M. Peyrocave.

WISBADE. Duché de Nassau. 68° c. Eaux fort abondantes et riches en principes salins. Elles sont d'une grande efficacité.

BATH. Angleterre. 40° c. Ses eaux sont très renommées.

LAMOTTE. Isère. 56° c. Établissement thermal. — Médecins, MM. Billerey et Gachet.

SAINT-HONORÉ. Nièvre. 33° c. Établissement thermal très complet. — Médecin, M. Garenne.

DAX. Landes. De 31° à 61° c. On fréquente ces eaux toute l'année, grâce à leur température élevée.

TERCIS. Landes. 41° c. Établissement thermal.

AVÈNE. Hérault. 28° c. Les médecins de Montpellier en font un grand cas pour le traitement des maladies de la peau. — Médecin, M. Savy.

CAPVERN. Hautes-Pyrénées. 24° c. On les emploie plutôt en boisson qu'en bains. On les chauffe pour les bains. — Médecin, M. Peyriga.

POUILLON. Landes. 20° c.

PRÉCHAC. Landes. Température froide. Il y a un établissement en ruines.

BILAZAI. Deux-Sèvres. 25° c. Ses eaux ont une vieille réputation d'efficacité contre les maladies de la peau.—Médecin, M. Pascalis.

LABRITHE-RIVIÈRE. Haute-Garonne. 21° c. Etablissement thermal. — Médecin, M. Milhet.

SAINTE-MARIE. Hautes-Pyrénées. 17° c. — Médecin, M. Grassal.

BARBAZAN. Haute-Garonne. 19° c.

SYRADAN. Hautes-Pyrénées. — Médecin, M. Vacqué.

FONCIRGUE. Arriège. Etablissement thermal.

HOMBOURG. Près Francfort-sur-le-Mein. Magnifique établissement destiné à une prospérité sans égale.— Fêtes, chasse, maison de jeux à l'instar de Bade. MM. Blanc frères en sont les fermiers.

SOULTZ-LES BAINS. Bas-Rhin. Jadis ses eaux étaient réputées.

FORBACH. Moselle.

ROSHEIM. Bas-Rhin. Ses eaux sont froides. Il y a un établissement fort bien organisé. On y administre même la vapeur.

ABSAC. Charente. Ces eaux sont peu fréquentées.— Médecin, M. Dassit.

**Ledlitz.** Bohême. Eau éminemment purgative : elle doit cette propriété à la présence du sulfate de magnésie.

**Leidschutz.** Bohême. Ses eaux sont semblables aux précédentes, mais moins purgatives.

**Pulna.** Bohême. Purgatif excellent et sûr. Le sulfate de magnésie et de soude y domine plus que dans aucune autre eau minérale connue.

**Cheltenham.** Angleterre. Les eaux sont purgatives. On vend, en Angleterre, beaucoup de sels factices de Cheltenham.

**Saubuse.** Landes. Il n'y a pas d'établissement.

**Joche.** Jura. Établissement thermal.

**Salces.** Pyrénées-Orientales. Ses eaux sont riches en principes salins.

**Miers.** Lot. Eaux laxatives. Établissement.

**Santenay.** Côte-d'Or. Eaux laxatives. Il n'y a point d'établissement. Elles sont cependant fréquentées, et jouissent d'une réputation qui n'a pu cependant encore franchir les limites des départements de la Côte-d'Or et de Saône-et-Loire.

## Eaux minérales acidules.

Ces eaux sont caractérisées par la présence du gaz acide carbonique : aussi les nomme-t-on également gazeuses, spiritueuses ou carboniques.

*Propriétés physiques.* On les reconnaît aussitôt à un pétillement, à une agitation semblable à celle de l'eau en ébullition, qui est due au dégagement du gaz acide carbonique. Leur saveur est piquante, aigrelette ou saline. Ces eaux sont le plus ordinairement froides, et ne servent qu'en boisson. Les plus précieuses et les plus renommées cependant sont thermales et sont employées sous toutes les formes.

*Composition chimique.* Elles renferment, indépendamment d'une quantité plus ou moins grande d'acide carbonique, des hydrochlorate et sulfate de soude, des carbonates de soude, de chaux, de magnésie, de fer ; enfin de la silice.

*Considérations médicales.* Prises intérieurement, ces eaux ne tardent pas à manifester leur mode d'action par une augmentation des sécrétions intestinales ou par une émission plus abondante des urines. Elles déterminent une ébriété passagère et jouissent de propriétés sédatives assez marquées. Elles exercent une action particulière sur le foie, et quelques-unes des plus célèbres sont presque le spécifique de certaines maladies de cet organe. Elles sont généralement vantées dans les engorgements des viscères abdominaux. On aide la résolution par les bains et surtout par les douches. Leurs propriétés diurétiques les rendent précieuses dans les affections des voies urinaires, principalement dans le catarrhe vésical et les coliques néphrétiques qui reconnaissent pour cause la présence d'un calcul ou de la gravelle. Les eaux de Vichy, de Contrexeville, de Bussang, etc., peuvent dissoudre les calculs d'acide urique au moyen de leur principe alcalin : mais les succès des eaux gazeuses, dans ces maladies, doivent être, avant tout, attribués à une plus grande activité de la sécrétion de l'urine qui entraîne avec elle les graviers contenus dans les reins, les uretères ou la vessie.

Comme les autres eaux minérales, elles sont efficaces contre toutes les maladies chroniques, excepté celles de poitrine et du cœur, contre l'atonie des organes, les névralgies, surtout celles de l'estomac, les fleurs blanches, les pâles couleurs, la suppression des règles, etc.

Les eaux de Vichy ont été beaucoup préconisées contre les affections goutteuses. J'en ai vu revenir beaucoup de goutteux soulagés, mais non guéris. M. Patissier raconte que le docteur Bonnefoy, ayant observé que les bergers de Sail-sous-Cousau (Loire) étaient très soigneux d'éloigner leurs vaches des eaux de la fontaine, dont elles sont très avides, et qui leur font perdre leur lait, les ordonna, par analogie, dans les dépôts laiteux, dans les douleurs qu'on attribue à la déviation du lait; et que ce médecin ne fut point trompé dans son attente.

*Mode d'administration.* Ces eaux doivent être bues à la source afin de leur conserver leur principe gazeux. Dans une journée, la dose doit s'élever de un à plusieurs litres. On les coupe, ainsi que toutes les autres eaux minérales, quand elles paraissent trop excitantes, soit avec le lait, les sirops de gomme, de capillaire, soit avec l'eau sucrée, le petit lait, l'eau d'orge, etc. Associées au vin pendant les repas, ce sont les eaux les plus agréables à boire.

On en exporte une prodigieuse quantité; mais, pouvant subir une déperdition de gaz dans un long voyage ou par un séjour prolongé dans les dépôts, il est toujours préférable, si cela est possible, d'en faire usage à la source elle-même.

**VICHY (Allier).**

Vichy possède sept sources désignées sous les noms de :

1° La Grande Grille.
2° Puits Chomel.
3° Grand Bassin des bains.
4° Petit Boulet ou Fontaine des Acacias.
5° Lucas.
6° Gros Boulet.
7° Célestins.

Leur température varie de 19 à 44° centig.

MM. Berthier et Puvis ont trouvé, en analysant les eaux de Vichy :

De l'acide carbonique,
Du carbonate de soude,
— de chaux,
— de magnésie,
Du chlorure de sodium,
Du sulfate de soude,
De la silice,
Du protoxyde de fer.

On va à Vichy pour des irritations chroniques du tube digestif, pour la gastralgie et la gastro-entéralgie, pour des maladies du foie, de la rate et toutes celles qu'on désignait jadis sous les noms d'obstructions; les engorgements de matrice, les fleurs blanches, les désordres de la menstruation, la chlorose, les calculs, la gravelle, les rhumatismes articulaires, la goutte, l'acidité des premières voies, les métrites et péritonites qui suivent les couches, et tous les malaises connus sous le nom de lait répandu.

La saison commence le 1ᵉʳ juin, et dure jusqu'à la fin de septembre.

On fait usage de ces eaux en boisson, en bains, en douches, en pastilles, en pédiluves.

Vichy est une petite ville très ancienne ; son climat est beau, ses environs offrent des sites délicieux, son établissement thermal est magnifique et jouit d'une immense réputation en France et en Europe : aussi le nombre des malades qui s'y rendent est prodigieux. On les voit journellement faire diversion à leurs maux par la promenade, les réunions, les jeux, les concerts et les bals.

C'est le pays thermal le plus prospère de France. On évalue à 700,000 fr. les sommes laissées chaque année à Vichy par les étrangers.

MM. Prunelle et Charles Petit en sont les médecins inspecteurs. Il existe différents mémoires de M. Prunelle sur l'action thérapeutique des eaux de Vichy.

### MONT-D'OR (Puy-de-Dôme).

Sept sources, dont la température s'élève jusqu'à 47° centig., et qu'on désigne sous les noms de : 1° Marguerite, 2° Caroline, 3° César, 4° Saint-Jean , 5° Raymond, 6° Riguy, 7° la Madeleine, constituent la richesse thermale du Mont-d'Or.

M. Berthier, en les analysant, y a découvert :

De l'acide carbonique,
Du bi-carbonate de soude,
Du chlorure de sodium,
Du sulfate de soude,

Du carbonate de chaux,
—      de magnésie,
De la silice,
De l'oxyde de fer.

On les conseille aux gens atteints d'affections chroniques de poitrine, de phthisie pulmonaire commençante, de catarrhe pulmonaire, d'asthme, de crachements de sang non accompagnés de fièvre. Les paralytiques, les rhumatisants, les goutteux y abondent. Elles sont encore précieuses dans les affections chroniques des voies digestives, de la matrice et du péritoine, et pour remédier aux fleurs blanches.

La saison dure depuis le 15 juin jusqu'au 15 septembre.

Les eaux du Mont-d'Or s'administrent en boissons, bains, douches, collyres, lotions et bains de vapeur.

Le Mont-d'Or possède, dit-on, le plus beau monument thermal de l'Europe. Le pays est très pittoresque, mais le climat n'est pas toujours agréable. Les malades se réunissent dans un vaste salon, où l'on danse plusieurs fois dans la semaine. Les étrangers laissent environ 400,000 fr. dans le pays, chaque saison.

MM. Bertrand père et fils en sont les médecins inspecteurs. Rien n'égale leur activité, leur expérience et leurs soins pour guider le traitement dans les voies les plus favorables à la guérison.

### BOURBON-L'ARCHAMBAULT (Allier).

On trouve à Bourbon-l'Archambault deux sources, l'une thermale, l'autre froide. La température de la première est de 54° centig.

L'analyse de M. Faye y a fait reconnaître:

De l'acide carbonique,
De l'azote,
De l'acide hydrosulfurique,
Du chlorure de sodium,
Du sulfate de soude,
   — de chaux,

Du sulfate de potasse,
   — de magnésie,
   — de fer,
De la silice,
De la matière extractive.

Elles ont une vieille réputation pour guérir les paralysies rhumatismales ou autres, les rhumatismes articulaires ou musculaires, les coxalgies, les ankyloses, les plaies d'armes à feu et d'armes blanches, les scrofules, les fleurs blanches, les blennorrhées, les ophthalmies chroniques.

La saison s'ouvre le 15 mai et dure jusqu'au 30 septembre.

On fait usage de ces eaux en boisson, bains, douches, lotions, collyres, bains de vapeur, pédiluves. Les boues servent en cataplasmes, pour les maladies qui ont leur siège à l'extérieur, comme les rhumatismes articulaires et les tumeurs blanches.

Bourbon-L'Archambault est une petite ville située dans une vallée dominée par des collines d'un aspect pittoresque ; l'air y est pur, le climat beau, la société nombreuse, l'établissement thermal considérable, et le confortable y abonde à peu de frais.

MM. Faye et Boisse en sont les médecins inspecteurs.

LA BOURBOULE (Puy-de-Dôme).

Ce pays possède cinq sources qu'on nomme :

1° Le Grand bain.
2° Le Petit bain.
3° La Fontaine des Fièvres.

4° La Rotonde.
5° La Source du Jardin.

Leur température s'élève à 52° centig.

L'analyse de M. Lecoq, pharmacien de Clermont, a démontré dans ces eaux la présence :

Du gaz acide carbonique,
De l'azote,
Du chlorure de sodium,
— de magnésium,
— de calcium,
Du bi-carbonate de soude,
Du sulfate de soude,

De la silice,
De l'alumine,
Du bi-carbonate de fer,
De la matière grasse animale soluble,
De la matière animale insoluble,
De l'hydrosulfate de soude.

On fréquente les eaux de la Bourboule, pour les paralysies, les rhumatismes, les tumeurs blanches, les maladies de peau chroniques, les scrofules, etc.

La saison s'ouvre le 1$^{er}$ juin et se termine à la fin d'octobre.

Ces eaux sont riches en principes minéraux et en acide carbonique. On les boit et on en fait usage en bains et en douches.

M. Choussy en est le médecin inspecteur.

SAINT-NECTAIRE (Puy-de-Dôme).

Les sept sources dont les noms suivent, composent toute la fortune minérale de Saint-Nectaire ; savoir :

1° Le Gros Bouillon.
2° La Vieille Source,
3° La Côte.
4° La Source du Rocher.

5° Paulène.
6° La Source de la Voûte.
7° La Source du Chemin.

Leur température varie de 25° à 39° centig.

M. Boullay y a découvert :

De l'acide carbonique,
Du carbonate de soude sec,
Du chlorure de sodium,
Du sulfate de soude,
Du carbonate de chaux,
Du carbonate de magnésie,
De la silice,
De la matière organique,
De l'oxyde de fer.

Ces eaux sont propres à guérir ou à soulager toutes les maladies pour lesquelles celles de Vichy sont recommandées, car elles ont avec elles une grande analogie.

La saison commence le 15 juin et finit le 20 septembre.

Les eaux sont employées en bains, douches, boisson ; les boues, en cataplasmes.

Ces eaux ont une réputation de fraîche date ; mais elles ont de grandes propriétés, principalement pour le traitement de la gravelle.

M. Marcou en est le médecin inspecteur principal.

### CONTREXEVILLE (Vosges).

Deux sources froides, nommées la Fontaine du Pavillon et la Source des Bains, sont les seules que possède Contrexeville.

M. Collard de Martigny, pharmacien chimiste, y a découvert :

Du sulfate de chaux,
—        de magnésie,
Du sous-carbonate de chaux,
—            de magnésie,
Du chlorure de calcium,
—      de magnésium,
Du nitrate de chaux,
De la silice,
De la matière organique,
De l'oxygène,
De l'azote,
De l'acide carbonique.

Elles ont une réputation toute spéciale et bien méritée pour guérir la gravelle. Elles sont employées également contre les affections chroniques des organes contenus dans l'abdomen, contre les gastralgies, les catarrhes vésicaux chroniques, les fleurs blanches, la goutte, certaines maladies de la peau, la blennorrhée, la chlorose, l'ophthalmie chronique.

La saison commence le 1$^{er}$ juin et finit le 30 septembre. On les utilise principalement en boisson.

Dans une matinée on peut en boire jusqu'à quinze verres.

Les bains et les douches ne servent guère que comme stimulant externe, et jouent un rôle très secondaire.

M. Grosjean en est le médecin inspecteur.

BUSSANG (Vosges).

Bussang possède deux sources froides appelées l'une, Fontaine d'en haut, l'autre, Fontaine d'en bas.

M. Barruel y a trouvé :

| | |
|---|---|
| Du chlorure de sodium, | Du carbonate de chaux, |
| Du sulfate de soude, | —     de protoxyde de fer, |
| Du carbonate de soude, | De la silice. |
| —     de magnésie, | |

Les calculs, la gravelle, les maladies chroniques de l'estomac et des intestins, les engorgements des viscères abdominaux, les fleurs blanches, et presque toutes les autres maladies atoniques citées à propos des eaux de Vichy, sont susceptibles d'être soulagées et guéries par les eaux de Bussang.

Ces eaux se boivent en toute saison, et sans qu'il soit nécessaire de se déplacer. Peu de malades vont les prendre à la source.

M. Grandelande en est le médecin inspecteur.

### POUGUES (Nièvre).

Il y a, à Pougues, deux sources froides, l'*ancienne* et la *nouvelle*.

D'après M. Hector Martin, ces eaux contiennent :

| | |
|---|---|
| Du sulfate de chaux, | Du carbonate de fer, |
| — de fer, | De l'hydrogène sulfuré. |
| — d'alumine, | |

On en recommande l'usage en boisson, en bains et en douches, pour les maladies de l'estomac, la gastrite, la gastro-entérite, la gastralgie, les calculs, la gravelle, les coliques hépathiques et néphrétiques, le catarrhe vésical, les fleurs blanches, les engorgements abdominaux, les fièvres intermittentes, l'anasarque, les pâles couleurs.

La saison commence le 15 mai et finit le 15 octobre.

Elles sont prises en boisson et sous forme de bains. Leur réputation est ancienne, car elles furent fréquentées par Henri III, Catherine de Médicis et la princesse de Longueville. Louis XIV les but à Saint-Germain.

M. Hector Martin en est le médecin inspecteur.

### SELTZ (duché de Nassau).

Seltz ne possède qu'une seule source froide, que M. Caventou a soumise à l'analyse. Outre une proportion énorme d'acide carbonique, ce chimiste éminent y a découvert :

| | |
|---|---|
| Du carbonate de soude, | Du chlorure de sodium, |
| —       de chaux, | Du sulfate de soude, |
| —       de magnésie, | Du phosphate de soude, |
| —       de fer, | De l'oxyde de fer. |

On boit l'eau de Seltz dans les maladies atoniques de l'estomac, les vomissements spasmodiques, les fièvres bilieuses, les fleurs blanches, les pertes occasionnées chez les femmes par un état profond d'atonie, les calculs et la gravelle.

Il se fait partout, comme boisson digestive et désaltérante, une énorme consommation d'eau de Seltz artificielle qui ne laisse rien à désirer sous le rapport de la fabrication.

Les eaux de Saint-Galmier, de Pougues et de Bussang peuvent remplacer exactement les eaux de Seltz.

EAUX MINÉRALES ACIDULES DE 2ᵉ CLASSE.

CHATEL-GUYON. Puy-de-Dôme. 35° c. On en fait usage en boisson et en bain. — Médecin inspecteur, M. Deval.

CHATEAU-NEUF. Puy-de-Dôme. De 15 à 37° c. Les sources sont nombreuses. — Médecin, M. Salneuve.

CLERMONT-FERRAND. Id. 22° c. Ces eaux forment des incrustations sur les objets qu'on y dépose, qui simulent des pétrifications.—Médecin, M. Fleury.

Ussat. Arriège. De 28 à 38" c. Ces eaux sont douces et conviennent dans le traitement des affections nerveuses.—Médecins, MM. Vergé et Ouryaud.

Lamalou. Hérault. De 35 à 45° centig. — Médecin, M. Saisset.

Saint-Alban. Loire. 18° c.—Médecins, MM. Gouy et Courraut.

Audinac. Arriège. 23° c.—Médecin, M. Lacanal.

Encausse. Haute-Garonne. 23° c.—Médecin, M. Doneil.

Foncaude. Hérault. 23° c.

Buxton. Angleterre. 29° c.

Sultzbach. Haut-Rhin. Source froide.

Sultzmatt. Prusse Rhénane. Id.

Orezza. Corse.                Id. Méd., M. Grimaldi.

Saint-Marie. Cantal.          Id.

Vic-sur-Cère.      Id.        Id. Médecins, MM. Desprat et Cavaroc.

Saint-Pardoux. Allier.        Id.

Pont-Gibaud. Puy-de-Dôme. Id.

Montbrison.    Loire.         Id.

Sail-sous-Couzau. Id.         Id. Médecins, MM. Raimbaud et Beringer.

Saint-Myon. Puy-de-Dôme. Id. Méd., M. Desauges.

Chateldon.       Id.          Id. Méd., M. Desbret.

Camares. Aveyron.            Id. Méd., M. Auzouy.

Gabiau. Hérault.             Id.

## Eaux minérales ferrugineuses acidules.

Dans cette classe se trouvent comprises toutes les eaux minérales dans la composition chimique desquelles le fer prédomine sur les autres principes salins.

*Propriétés physiques.* — Elles sont presque toutes froides, inodores, astringentes. On ne peut les méconnaître au sédiment couleur de rouille et composé d'oxyde de fer qu'elles laissent précipiter au fond des réservoirs et le long des canaux qui les renferment.

*Composition chimique.* — Les réactifs chimiques y découvrent la présence du fer avec la plus grande facilité. Elles contiennent presque toutes du gaz acide carbonique, dont la présence, sans être indispensable, est nécessaire pour tenir en dissolution le principe ferrugineux. On y trouve, en outre, des carbonates de fer, de chaux, de magnésie, des sulfates de fer, de chaux, de magnésie, des chlorures de sodium, de magnésium et de la silice.

*Considérations médicales.* — Ces eaux sont toniques ; elles resserrent les tissus, redonnent du ton à tous les organes, réveillent l'appétit, activent les digestions et colorent le teint. Mêlées au vin, elles conviennent aux tempéraments lymphatiques, aux sujets naturellement indolents et apathiques.

Le fer existe naturellement dans la masse du sang, et il est nécessaire qu'il s'y trouve combiné dans une certaine proportion, puisqu'il a la propriété incontestable de le rendre, quand il y abonde, plus épais, plus vermeil et plus riche.

Cette courte énumération des propriétés du fer suffira, je pense, pour faire comprendre toute l'importance des eaux ferrugineuses dans le traitement de nombreuses maladies qui se distinguent par un défaut de force, par un état anémique et un relâchement des tissus. Les pâles couleurs, les fleurs blanches, la diarrhée chronique, les anciens écoulements urétraux, exempts depuis longtemps de tout symptôme d'irritation, les hémorrhagies passives de l'utérus ou de tout autre organe, les affections à tendance scorbutique, les pertes séminales, les vieux catarrhes vésicaux, les scrofules, les hydropisies passives, l'aménorrhée des jeunes filles, les maladies atoniques des voies digestives, celles du système génital (d'où ordinairement résultent la stérilité et l'impuissance), la faiblesse, l'état anémique qui succède aux pertes trop copieuses de sang, la gastralgie, les engorgements des viscères abdominaux ou des ganglions lymphatiques, etc., sont soulagés et le plus souvent guéris par les eaux ferrugineuses.

Les eaux martiales ont aussi, comme les précédentes, des propriétés diurétiques, et, comme elles, sont efficaces pour entraîner au dehors les graviers contenus dans les reins ou la vessie.

Leur usage serait dangereux pour les personnes affligées de maladies du cœur, d'anévrysme des gros troncs artériels, de toux , de crachement de sang , en un mot, de phthisie pulmonaire. Les femmes enceintes, les tempéraments apoplectiques ou disposés aux affections aiguës, doivent sévèrement s'en abstenir.

*Mode d'administration.* — Ces eaux se boivent seules ou coupées avec différentes boissons propres à en modérer les effets trop excitants. — On les mêle au vin des repas, et cette association les rend même plus salutaires. — Elles sont encore administrées en bains, en douches, en bains de vapeur et en bains de gaz acide carbonique. Plusieurs établissements d'Allemagne ont utilisé la grande quantité de gaz que dégagent leurs eaux pour former des bains gazeux qui paraissent jouir de quelques propriétés stimulantes et offrir de nouvelles ressources à la thérapeutique des affections asthéniques.

### RENNES (Aude).

Les sources minérales sont au nombre de cinq, dont trois chaudes et deux froides. La température des sources thermales s'élève à 51° centig.

L'analyse chimique y a fait découvrir :

| | |
|---|---|
| De l'acide carbonique, | Du sulfate de magnésie, |
| Du chlorure de magnésium, | Du carbonate de chaux, |
| — de calcium, | — de fer, |
| —, de sodium, | — de magnésie, |
| Du sulfate de fer, | De la silice. |
| — de chaux, | |

Les névralgies, surtout celles de l'estomac, les inflammations chroniques des voies digestives, urinaires

et génitales, la chlorose, les rhumatismes, les engorgements glanduleux, l'hydropisie, les fistules, les tumeurs blanches, les vieilles plaies, etc. : telles sont les
diverses maladies pour lesquelles on conseille les eaux
de Rennes, avec l'espérance fondée de les voir s'amé-
liorer bientôt sous leur influence tonique et fortifiante.

La saison commence le 1<sup>er</sup> mai et finit le 31 octobre.
On les emploie en boisson, en douches, bains simples
et bains de vapeur.

Là, comme à Vichy et à Saint-Nectaire, chaque source
a des propriétés médicales qui lui sont propres. M. Cazaintre en est le médecin inspecteur.

**FORGES** (Seine-Inférieure).

On compte à Forges trois sources froides :

1° La Reinette.
2° La Royale.

3° La Cardinale.

D'après M. Robert, ancien pharmacien en chef de
l'Hôtel-Dieu de Rouen, les eaux de Forges contiennent :

De l'acide carbonique,
Du carbonate de chaux,
    —   de fer,
Du chlorure de sodium,
    —   de calcium,
    —   de magnésium,

Du sulfate de chaux,
    —   de magnésie,
De la silice,
De la matière organique bitumi-
neuse.

Elles sont usitées dans le traitement des maladies
atoniques des voies digestives, dans la chlorose, les
fleurs blanches ; elles ont la réputation de remédier à
la stérilité.

La saison où l'on va boire ces eaux ne dure que depuis le 1er juillet jusqu'au 15 septembre. On ne les administre pas à l'extérieur, mais seulement en boisson.

Louis XIII et la reine Anne d'Autriche en firent usage. La reine ne tarda pas à devenir enceinte de Louis XIV, après dix-huit ans d'un mariage stérile.

M. Cisselvi en est le médecin inspecteur.

### SYLVANÈS (Aveyron).

Sylvanès possède trois sources :

1° La Source des Bains,
2° La Petite fontaine ,

3° Les Petites baignoires.

Leur température est de 38° centig. à leur maximum d'élévation.

Elles contiennent, d'après l'analyse de MM. Bérard, de Montpellier, et Coulet :

De l'acide carbonique,
— hydrosulfurique,
Du carbonate de fer,
— de chaux,

Du carbonate de magnésie,
— de soude,
Du sulfate de soude,
Du chlorure de sodium.

On se rend à Sylvanès pour des rhumatismes, des paralysies, des maladies nerveuses, des affections de la peau, de vieux ulcères calleux, des scrofules, pour l'ankylose, les fleurs blanches, le catarrhe pulmonaire bronchique, la suppression des règles.

La saison commence le 15 mai et finit le 15 septembre.

On boit les eaux de Sylvanès, on s'y baigne dans des piscines ou des baignoires.

Ce pays offre un séjour agréable.

MM. Laur et Auzony en sont les médecins inspecteurs.

### CAMPAGNE (Aude).

Deux sources, dont la température s'élève à 27° cent., sont toute la richesse minérale de ce pays.

L'analyse chimique a démontré dans leur composition :

| | |
|---|---|
| Du gaz acide carbonique, | Du carbonate de magnésie, |
| Du chlorure de magnésium, | — de chaux, |
| — de sodium, | — de fer, |
| Du sulfate de magnésie, | De la silice. |

On les ordonne pour l'atonie des voies digestives, pour la gravelle, la goutte chronique, les engorgements des viscères, les catarrhes chroniques, la chlorose, les fleurs blanches, la suppression des règles.

La saison s'ouvre le 15 mai, et se termine le 30 septembre.

On en fait usage en boisson et en bains.

### PASSY (Seine).

Dans une propriété appartenant à M. Delessert existent deux sources ferrugineuses froides, qu'on distingue par les noms d'Ancienne et de Nouvelle.

Ces eaux contiennent :

| | |
|---|---|
| De l'azote, | Du sulfate de fer peroxydé, |
| De l'acide carbonique, | Du sous-trito-sulfate de fer, |
| Du sulfate de chaux, | Du carbonate de chaux, |
| — de magnésie, | Du chlorure de sodium, |
| — de soude, | — de magnésium, |
| — d'alumine, | De la silice, |
| — de potasse, | De la matière organique. |
| — de fer protoxydé, | |

On boit les eaux de Passy dans les cas d'atonie des voies digestives, pour remédier aux pâles couleurs, aux fleurs blanches, à certaines blennorrhées, diarrhées et autres catarrhes, à la faiblesse qui suit la convalescence des longues maladies, etc.

Ces eaux se boivent en toute saison.

### SPA (Belgique).

Spa possède six sources froides :

1° La Pouhon.
2° La Geronstère.
3° La Sauvenière.

4° Le Groesbect.
5° Les Fontaines du Tonnelet.
6° Le Watroz.

Ces eaux contiennent :

De l'acide carbonique,
Du carbonate de chaux cristallisé,
Du chlorure de sodium,

Du carbonate de fer,
— de chaux,
— de magnésie.

On en fait usage pour l'atonie des voies digestives, les engorgements des viscères abdominaux, les coliques néphrétiques, la jaunisse, les pertes séminales, les fleurs blanches, la gonnorrhée, les pertes, la chlorose, les vers, la gravelle, les engorgements utérins, la stérilité, les démangeaisons des dartres, etc.

La saison commence le 1ᵉʳ juin, et finit vers le 20 octobre.

On boit les eaux de Spa ; leur usage comme bain est secondaire. Chacune des sources a des propriétés particulières, ce qui les rend propres à guérir une foule de maladies.

Spa est un lieu minéral très fréquenté : on s'y rend

de tous les points de l'Europe. C'est même uniquement à ces eaux que le pays est redevable de sa prospérité.

### PYRMONT (Westphalie).

Huit sources froides désignées sous les noms de : 1° Trinckbrunnen ; 2° Brodelbrunnen ; 3° Sauerling ; 4° le Puits salé minéral ; 5° la Source saline ; 6° le Neubrunnen ; 7° le Puits des yeux ; 8° le Badebrunnen, composent la richesse minérale de Pyrmont, et ont fait surnommer son eau la Reine des eaux ferrugineuses.

Elles contiennent :

De l'acide carbonique,
Du carbonate de magnésie,
— de chaux,
— de fer,
Du sulfate de chaux,
— de magnésie,
Du chlorure de sodium.

On fait un usage immense des eaux de Pyrmont, pour les maladies nerveuses ou caractérisées par une atonie partielle des organes de la digestion ou générale de tous les systèmes ; les catarrhes dus à cette même cause, l'aménorrhée, les pertes séminales, les vers ascarides lombrics, l'impuissance virile, les paralysies de la vessie, les engorgements chroniques des viscères, la stérilité.

La saison commence au mois de juin et finit à la fin d'août. Mais il n'y a pas de saison pour en faire usage chez soi. On les expédie, comme les précédentes, vers tous les points de la France et de l'Europe. On les coupe quelquefois avec le vin aux repas, ou avec le lait.

Pyrmont est le rendez-vous de la plus brillante so-

ciété de l'Allemagne. Les bals, les spectacles et les fêtes ne discontinuent pas dans cette heureuse cité minérale.

### EGRA (Bohême).

La richesse minérale d'Egra consiste en cinq sources froides nommées :

1° Fransensbrunner .       4° La Luiseusquelle.
2° Salzquelle.            5 Le Polterbrunnen.
3° Le Sprudelfroid.

D'après les analyses, ces eaux contiennent :

De l'acide carbonique.          Du carbonate de strontiane,
Du chlorure de sodium,          —           de lithine,
Du sulfate de soude,            —           de manganèse,
Du carbonate de soude,          Du phosphate de chaux,
    —        de chaux,          —           de magnésie,
    —        de protoxyde de fer,  —        d'alumine,
    —        de magnésie,        De la silice.

Ces eaux sont plus douces et plus agréables que les
précédentes, à cause de l'abondance de l'acide carbonique. On en fait usage dans tous les cas de maladie où
les eaux de Spa et de Pyrmont sont administrées.

La saison dure depuis le 1ᵉʳ juin jusqu'au 1ᵉʳ octobre.
On les emploie en boissons, seules ou mêlées au vin ou
à des sirops rafraîchissants, en bains d'eau et en bains
de gaz acide carbonique.

### MARIENBAD (Bohême).

On trouve à Marienbad quatre sources froides, dont
les noms suivent :

1° Kreutzbrunnen .         3° CarolInenquelle.
2° Ferdinandsbrunnen.      4° Ambrosinsquelle.

Elles contiennent :

De l'acide carbonique,
Du carbonate de magnésie,

Du carbonate de fer,
Du sulfate de soude.

On les conseille dans toutes les maladies chroniques des voies digestives, les engorgements du foie, de la rate, la suppression du flux menstruel ou hémorrhoïdal. Ces eaux sont laxatives.

On en fait usage en boisson, en bain d'eau, de gaz acide carbonique et de limon.

Cette eau perd ses qualités lorsqu'on l'exporte au loin : il est infiniment préférable de la boire dans le pays.

### SELLES (Ardèche).

Selles possède cinq sources froides, désignées sous les noms :

1° Puits artésien.
2° Bonne Fontaine.
3° Ventadour.

4° Source des yeux.
5° Levy.

L'analyse chimique y a dévoilé :

De l'acide carbonique,
De l'azote,
De l'oxygène,
Du sulfate de chaux,
—   de magnésie,
—   de soude.
Du chlorure de calcium,

Du chlorure de sodium,
Du carbonate de chaux,
—   de magnésie,
De la silice,
De l'oxyde de fer,
De la matière organique azotée.

Toutes les maladies que nous avons énumérées dans nos généralités sur les eaux ferrugineuses, peuvent également être influencées d'une manière efficace par l'usage de ces eaux habilement administrées.

La saison dure depuis le commencement de juin jusqu'à la fin de septembre.

On emploie l'eau de Selles en boisson, en bain et en collyre.

M. Barrier en est le médecin inspecteur.

### VALS (Ardèche).

Vals se distingue par cinq sources ferrugineuses froides, qu'on nomme :

1° La Marie.
2° La Marquise.
3° La Camuse.

4° La Dominique.
5° La Saint-Jean.

Ces eaux contiennent :

Du bi-carbonate de soude,
Du chlorure de sodium,
Du sulfate de soude,
Du carbonate de chaux,

Du carbonate de magnésie,
De la silice,
De l'oxyde de fer.

Les maladies chroniques de l'appareil digestif, leurs névralgies, les engorgements des viscères abdominaux, la gravelle, les maladies des reins, de la vessie, les pertes séminales, les fleurs blanches, la jaunisse qui dépend d'un état morbide du système hépatique.

La saison s'ouvre le 1er juin et se termine le 30 septembre.

M. Ruelle en est le médecin inspecteur.

On ne fait usage de ces eaux qu'en boisson. Elles sont, en effet, agréables à boire seules ou coupées avec du vin et des sirops rafraîchissants.

Ces eaux sont fréquentées par les habitants du midi de la France.

### CRANSAC (Aveyron).

On compte à Cransac quatre sources froides, que l'on distingue par les noms de *Richard*, *Bezelque*, *Forte* et *Douce*.

D'après les analyses, l'acide carbonique, le sulfate de magnésie, d'alumine, de fer, de chaux, le carbonate de magnésie, de fer, sont les éléments minéraux qui constituent les eaux de Cransac, et sur lesquels sont naturellement basées leurs vertus.

Les rhumatisants, les paralytiques, les dartreux y puisent du soulagement, ainsi que tous ceux qui sont affligés des maladies que nous avons énoncées dans nos généralités.

La saison se prolonge depuis le 1ᵉʳ juin jusqu'au 1ᵉʳ octobre ; mais le séjour de chaque malade ne dure guère plus de 8 à 12 jours.

On l'administre en boisson, seule ou coupée, et en bains de vapeur. Pour ce dernier usage on a utilisé des grottes situées au pied de la montagne, qui doivent leur haute température à des houillères embrasées qui les avoisinent.

M. Murat en est le médecin inspecteur.

## EAUX MINÉRALES FERRUGINEUSES ACIDULES DE 2ᵉ CLASSE.

ALAIS. Gard. Deux sources ferrugineuses.
ALETH. Aude. Trois sources.

AMBONAY. Marne. Non loin d'Epernay, si célèbre par ses vins blancs.

LES ANDELYS. Eure. Une source.

ATTANCOURT. Haute-Marne. Une source.

AUMALE. Seine-Inférieure. Trois sources découvertes en 1755 par un bénédictin.

BAGNÈRES-ST-FÉLIX. Lot. Une source.

BAGNÈRES-DE-BIGORRE. Hautes-Pyrénées. Deux sources.

BARBERIE. Loire-Inférieure. Une source.

BEAUVAIS. Oise. Deux sources.

BELESME. Orne. Deux sources situées dans une forêt.

BLÉVILLE. Seine-Inférieure. Une source.

BOULOGNE. Pas-de-Calais. Une source.

BRIQUEBEC.-Manche. Une source.

BEAUCOURT. Calvados. Une source. On boit les eaux en suivant un traitement par les bains d'eau de mer.

CAMBO. Basses-Pyrénées. Une source.

CASTERA-VERDUZAU. Gers. Une source.

LA CHAPELLE-GODEFROID. Aube. Deux sources.

CHARBONNIÈRES. Rhône. Ces eaux sont renommées parmi les Lyonnais.

COURTOMER. Orne. Une source au milieu d'une forêt, à une lieue de Bagnols.

COURS DE ST-GERVAIS. Hérault. Deux sources.

SAINT-DIÉ. Vosges. Deux sources.

DIEU-LE-FIT. Drôme. Trois sources.

DINAN. Côtes-du-Nord. Une source assez fréquentée.

EBEAUPIN. Loire-Inférieure. Une source.

FÉRON. Nord. Une source.

FERRIÈRES. Loiret. Une source.

FONTENELLE. Vendée. Une source estimée.

FORGES. Loire-Inférieure. Une source.

GOURNAY. Seine-Inférieure. Deux sources.

LAIFOUR. Ardennes. Une source.

LAROQUE. Pyrénées-Orientales. Une source.

L'EPINAY. Seine-Inférieure. Une source.

STE-MADELEINE-DE-FLOURENS. Haute-Garonne. Une source.

ST-MARTIN-DE-FENOUÉ. Pyrénées-Orientales. Deux sources.

MOULIGNON. Seine-et-Oise. Une source.

NANCI. Meurthe. Une source au pied des fortifications de la ville.

NOYERS. Loiret. Une source.

LA PLAINE. Loire-Inférieure. Deux sources.

PLOMBIÈRES. Vosges. Une source.

PONTIVY. Morbihan. Une source.

PONT-DE-VEYLE. Ain. Source à deux lieues de Mâcon.

PORNIC. Loire-Inférieure. Une source dont on boit les eaux en prenant les bains de mer.

PROVINS. Seine-et-Marne. Une source.

QUIÉVRECOURT. Seine-Inférieure. Une source.

QUINCIÉ. Rhône. Une source.

REIMS. Marne. Une source.

Rieu-Majou. Hérault. Deux sources.

Roen. Seine-Inférieure. Trois sources.

Rhuillé. Sarthe. Une source.

Saint-Santin. Orne. Une source.

Schwalbach. Duché de Nassau. Plusieurs sources.

Segray. Loiret. Une source.

Sermaise. Marne. Une source.

Seneuie. Dordogne. Une source.

Sorède. Pyrénées-Orientales. Une source.

Tarascon. Ariège. Une source.

Tongres. Belgique. Deux sources.

Verberie. Oise. Une source.

Watweiler. Haut-Rhin. Deux sources.

## Bains minéraux artificiels.

A mesure que les analyses des eaux minérales naturelles ont été publiées, les chimistes et les pharmaciens se sont empressés d'en imiter la composition. On conçoit que la médecine dut attacher le plus grand intérêt au succès de leurs travaux : il s'agissait, en effet, pour elle, de la solution d'une question importante. Si la chimie, après des essais plus ou moins heureux, parvenait à produire et à réunir dans des concentrations bien calculées, tous les éléments curatifs des différentes eaux minérales qu'offre la nature, les médecins se trouveraient naturellement dispensés, dans une foule de cas, de prescrire à leurs clients des voyages coûteux et souvent dangereux, eu égard au degré de la

maladie dont ils sont affectés; ils pourraient les conserver auprès d'eux, et, par une surveillance journa-
lière, obtenir des résultats qui, dans le cas contraire,
seraient nécessairement très hypothétiques, parce que
le traitement, se dirigeant alors à une distance plus ou
moins grande, d'après une consultation savante, mais
fréquemment mal comprise, ne pourrait présenter la
suite convenable pour en assurer le succès.

La science doit beaucoup de reconnaissance à
MM. Anglada, Longchamp, Barruel, Planche, Boullay,
Pelletier, Cadet, Boudet, Caventou, etc., qui, par des
études consciencieuses, sont parvenus à décomposer
toutes les eaux minérales connues, et à les recomposer
d'une manière presque identique. Plusieurs établissements, et notamment Tivoli et les Néothermes, se sont
emparés de leurs utiles découvertes, avec les perfec-
tionnements pratiques que l'expérience a pu indiquer,
et, depuis ce temps, les eaux minérales artificielles sont
considérées, dans un grand nombre de maladies,
comme des moyens curatifs très puissants. Elles sont
même préférables, dans beaucoup de circonstances,
en ce sens, tout au moins, qu'elles peuvent être
modifiées suivant le tempérament des malades, leur
susceptibilité et la marche de leur maladie, avantage
précieux que les eaux naturelles ne présentent que très
difficilement. On peut, en outre, en combiner plusieurs
ensemble, soit pour augmenter, soit pour diminuer
leur activité, ou passer successivement des unes aux

autres, sauf à s'arrêter à celles qui conviennent le mieux à l'idiosyncrasie du malade. Il faut encore noter ici un autre motif, qui, dans un grand nombre de cas pressants, doit porter à recommander de préférence les eaux minérales artificielles : c'est que les eaux naturelles ne pouvant être employées que pendant trois ou quatre mois au plus de l'année, on a l'avantage, avec les premières, de ne pas faire perdre de temps aux malades, en commençant leur traitement en toutes saisons : ce qui peut empêcher les désordres existants de s'aggraver, sauf, à recourir plus tard, et en temps opportun, aux eaux minérales naturelles, si la guérison n'a pas été obtenue.

Les eaux sulfureuses dont le type, en France, est à Barèges, ont fixé particulièrement l'attention du docteur Anglada. C'est lui qui le premier a démontré que ces eaux étaient minéralisées par l'hydrosulfate de soude, et non par le gaz hydrogène sulfuré, comme on l'avait cru jusqu'alors. M. Félix Boudet a indiqué les moyens de les composer, avec le degré de transparence qu'elles présentent à la source. C'est principalement aux Néothermes et à Tivoli que les bains préparés, d'après son procédé, sont administrés : et les bons résultats qu'en ont obtenus les principaux médecins de la capitale, ont depuis longtemps consacré cette heureuse innovation.

Lorsqu'une commission spéciale, déléguée par l'Académie de médecine, fit la visite des Néothermes, un bain de Barèges fut préparé sous ses yeux ; de l'eau de ce bain fut prise pour être analysée ; quelques essais se firent sur place, d'autres furent faits dans les laboratoires de M. Pelletier. Il résulta de cet examen (ici je copie textuellement le rapport de la commission) : « que cette eau, ainsi préparée, avait la plus grande analogie avec l'eau naturelle prise à sa source, la même transparence ; qu'elle était, comme elle, presque inodore, ne laissant pas déposer de soufre, et qu'on y trouvait, outre les autres éléments de composition, les mêmes sels de soude, de chaux, de magnésie, et jusqu'à la silice ; en un mot, qu'elle représentait le plus exactement possible, l'eau qu'elle était appelée à remplacer. »

Les eaux salines altérantes ou purgatives, les eaux ferrugineuses et les eaux acidules ont toutes été imitées avec une rare perfection.

Parmi les eaux minérales artificielles dont l'usage, sous forme de bain, est bien établi, les eaux sulfureuses occupent le premier rang.

Outre les bains sulfureux composés d'après les procédés de M. Félix Boudet, il en est d'autres qu'on désigne, dans les établissements thermaux les plus célèbres de Paris, sous le nom d'*ancien bain de Barèges*, parce que c'est celui dont on se servait généralement autrefois. On prépare ce bain en versant dans l'eau de la baignoire une solution de sulfure de potasse, et immédiatement après un flacon d'acide sulfurique. L'eau jaunit aussitôt et répand une odeur très désagréable d'œuf pourri, due au dégagement du gaz acide hydrosulfurique. Ce bain a une puissance médicatrice remarquable, et on l'administre surtout dans le traitement des affections de la peau les plus chroniques, contre les vieux rhumatismes et la paralysie. Biett lui préférait le *bain de Barèges nouveau* dans les affections herpétiques récentes, parce que, outre son odeur insupportable, l'ancien Barèges possède des propriétés tellement stimulantes pour toute l'économie, qu'on est bientôt forcé de renoncer à son emploi ; mais aussi, quand la constitution lymphatique du sujet, la nature et le degré de la maladie le permettaient, aucun praticien de Paris ne l'ordonnait aussi souvent et avec autant de succès que lui. C'est du moins ce que j'ai observé pendant tout le temps que j'ai été attaché aux Néothermes.

Les eaux minérales artificielles qui, après les eaux sulfureuses, sont le plus souvent appliquées à la cure des maladies, sont celles de Vichy, Plombières, Mont-d'Or, Néris, Bourbonne-les-Bains, Luxeuil, Balaruc, les bains de mer, etc. Les eaux de Seltz, Sedlitz, Pulna, Pougues, Bussang, Forges, Spa, etc., sont plutôt employées à l'intérieur. Nous devons cependant convenir ici que les eaux naturelles sur la composition desquelles le transport n'exerce aucune influence, sont généralement préférables.

Les bains minéraux artificiels jouissent non seulement de propriétés efficaces contre beaucoup de maladies, mais ce sont quelquefois les seuls bains hygiéniques propres à certaines constitutions lymphatiques que les bains d'eau ordinaire énervent et affaiblissent. Il est donc important que tout médecin se tienne prêt à les conseiller aux individus valides qui se plaignent de retirer de l'usage des bains d'eau simple une faiblesse inaccoutumée, ou tout au moins d'y ajouter cinq cents ou mille grammes de sel commun pour en atténuer les effets débilitants.

J'ai parlé des avantages qu'offraient les bains minéraux artificiels sous le rapport de la facilité avec laquelle on pouvait les varier, les combiner, passer de l'un à l'autre et s'arrêter à celui dont l'action médicatrice se traduisait par des signes plus évidents et plus sûrs. En effet, j'ai vu employer, et j'ai administré moi-même avec beaucoup de succès, dans un grand nombre de cas, les eaux de Barèges inodores, soit seules, soit combinées ou alternées avec un bain d'eau de Plombières, de Néris, de Luxeuil, etc., et même avec de l'eau de son et la gélatine. C'est principalement lorsqu'on craint d'exciter le système nerveux chez les personnes irritables, et qu'il est pourtant nécessaire d'agir sur la peau, qu'on les affaiblit par ces additions.

L'usage des bains de sulfure de potasse, appelés *Anciens bains de Barèges*, est aujourd'hui restreint presque exclusivement au traitement des maladies chroniques de la peau, lorsqu'il s'agit de communiquer une vive excitation à cet organe.

Les bains d'eau de son m'ont toujours paru d'une utilité incontestable, administrés au début des affections herpétiques ; car ils préparent la peau à l'action des bains de Barèges, en l'assouplissant, et lorsqu'on les alterne avec eux, ils en corrigent et en calment les effets quelquefois trop prononcés.

J'ai vu administrer avec un égal succès les bains de Plombières dans le traitement des maladies nerveuses, soit purs, soit coupés avec l'eau de son ou une solution de gélatine.

Les eaux alcalines, et notamment celles de Vichy, m'ont semblé, d'après l'expérience, convenir particulièrement dans les affections calculeuses, les engorgements du foie et la goutte, dont ils calment et préviennent les accès. On fait encore un grand usage des eaux alcalines dans les affections cutanées. Les eaux de Néris réussissent dans le traitement des maladies rhumatismales ; celles de Contrexeville, dans celui des maladies de vessie.

J'ai été, comme on le voit par ce qui précède, en position de constater d'une manière certaine, l'efficacité des eaux minérales artificielles ; et je puis dire qu'elle se rapprochait d'autant plus de celle des eaux naturelles, que leur composition chimique en était elle-même une imitation plus fidèle.

Je terminerai par une remarque importante relativement à l'emploi comparatif des bains d'eaux minérales, soit naturelles, soit artificielles. Sans avoir la prétention de diminuer la confiance qu'on doit accorder aux premiers, qui seront toujours préférables lorsque les circonstances le permettront, pour justifier et exagérer l'efficacité que je me plais à reconnaître aux eaux minérales préparées dans nos laboratoires, je pense cependant qu'il n'est pas déraisonnable d'attribuer, au moins en partie, la diversité des effets obtenus jusqu'à ce jour par ces deux puissants agents thérapeutiques, à la différence généralement apportée dans la manière de les employer.

En effet, il est très rare qu'on administre les bains minéraux artificiels avec la suite et la persévérance qu'on juge, avec raison, si nécessaire de recommander dans les établissements d'eaux minérales naturelles. Ici, les malades se baignent tous les jours, sans interruption, durant ce qu'on est convenu d'appeler une saison, c'est à dire, pendant vingt-un jours ; traitement qui est quelquefois doublé lorsque la maladie est rebelle. Quand on emploie les eaux minérales artificielles, au contraire, on ne prescrit un bain que tous les deux ou trois jours, ce qui rend la médication languissante dans ses effets, et le plus souvent beaucoup moins efficace dans ses résultats. Il paraîtrait rationnel de conclure de ces réflexions qu'on serait autorisé à attendre de ces derniers bains de meilleurs effets que ceux obtenus jusqu'à présent, si on les prescrivait avec la même fréquence et la même suite qui sont d'usage pour ceux dont la nature fait seule les frais, et que des résultats plus satisfaisants encore en suivraient l'emploi si l'on avait, en outre, la précaution de faire coïncider leur administration avec l'époque de l'année où les chaleurs portant énergiquement les forces vitales du centre à la périphérie, et favorisant les circulations générale et capillaire, ainsi que l'exercice plus libre de toutes les fonctions, on se rapprocherait le plus des conditions dans lesquelles se trouvent placés les malades qui fréquentent les établissements d'eaux minérales naturelles analogues.

## Bains divers.

—

### BAINS EMPRUNTÉS AU RÈGNE ANIMAL.

*Bain de lait.* — Ce genre de bain était fort usité jadis dans la toilette des dames romaines qui lui attribuaient, probablement à cause de sa couleur, la propriété de blanchir la peau. Considéré sous ce point de vue, il est de nos jours, et avec raison, complètement abandonné ; et je ne sache pas que les mains des femmes qui trayent les vaches ou qui manipulent le lait par état, se soient jamais fait remarquer par leur blancheur.

Pris à un degré de chaleur modéré, ce bain doit être rangé dans la classe des bains émollients les plus précieux. Mais son prix élevé lui fera toujours préférer dans les villes, même chez les particuliers les plus riches, les bains d'eau de son, de gélatine ou d'amidon, qui occupent aussi dans cette classe un rang distingué.

Il peut être encore utilisé au profit de la nutrition chez des convalescents récemment échappés aux dangers d'une longue et cruelle maladie, ou chez des individus épuisés par des excès vénériens, quand la délicatesse des organes digestifs est telle, qu'il est nécessaire d'ouvrir une nouvelle voie aux agents de la restauration.

Enfin, dans plusieurs établissements thermaux, surtout en Suisse et en Savoie, les médecins inspecteurs ordonnent, souvent avec un grand succès, l'usage des bains de lait, dans le but de calmer l'excitation trop vive que produit sur beaucoup de femmes nerveuses le traitement des eaux minérales.

Il est bien rare que l'on puisse réunir une quantité de lait suffisante pour prendre un bain de lait pur. Le plus ordinairement ce bain n'est autre chose qu'un bain simple d'eau chaude dans lequel on ajoute, d'après l'ordonnance d'un médecin, six, huit, dix litres et plus de lait sans mélange.

*Bain de gélatine.* — Ce bain est émollient : à une température modérée, il relâche les tissus et calme l'irritabilité des nerfs : aussi convient-il aux personnes affligées de maladies nerveuses ou inflammatoires. Il est également d'un grand secours dans le traitement des maladies de la peau accompagnées d'éréthisme.

Pendant longtemps la gélatine fut réputée substance nutritive, et comme telle, administrée sous forme de bain à des gens affaiblis par de longues maladies. Mais les derniers travaux de l'Institut, ayant fait naître des doutes sur ses propriétés nutritives, on l'a, depuis, complètement abandonné, sous ce rapport. On emploie la gélatine pour imiter, dans la composition des bains et douches d'eau minérale artificielle, cette substance onctueuse qui distingue certaines eaux minérales naturelles, et que, dans leurs analyses, les chimistes ont désignée sous le nom de barégine.

Il est souvent indispensable de prescrire aux personnes qui suivent un traitement par les bains ou douches d'eau minérale naturelle ou artificielle, de les alterner, au moins pendant quelque temps, avec les bains de gélatine, pour en adoucir l'action trop vive, et préparer ainsi la peau et l'économie, en général, au degré de stimulation nécessaire à la résolution de la maladie. Cette précaution est surtout importante quand on prescrit l'usage des bains préparés avec le sulfure de potasse.

Le bain de gélatine se prépare en faisant dissoudre un kilogramme de cette substance dans quelques litres d'eau très chaude , qu'on mélange ensuite avec l'eau du bain.

*Bains de sang chaud.* Ces bains sont nourrissants et toniques. Ils conviennent aux personnes exténuées par une longue maladie, aux enfants débiles, aux jeunes filles affectées des pâles couleurs. Il est facile de comprendre leur efficacité dans ce cas, si l'on observe que tous les gens qui, par position, se trouvent exposées aux émanations de la viande , jouissent d'un embonpoint et d'une force remarquables. Ils peuvent également convenir pour donner de la force à un membre atrophié, à la suite d'une compression et d'une immobilité prolongées.

Dans les abattoirs de Paris et de la province, on recueille quelquefois le sang des bœufs et des autres animaux pour cet objet; et ce sont ordinairement des personnes qui sont mues par une inspiration tout-à-fait étrangère aux conseils d'un homme de l'art. Les bienfaits qu'ils en retirent ne devraient-ils pas nous rendre plus attentifs et plus empressés à en faire profiter nos malades , malgré la répugnance bien légitime qu'ils peuvent leur inspirer?

*Bains de tripes.* Ces bains , d'origine populaire comme les précédents, sont passés, depuis longtemps, dans le domaine de la thérapeutique des maladies chirurgicales. Ils sont doublement précieux par la facilité avec laquelle on peut se les procurer, et par les nombreux bienfaits qu'on a retiré de leur administration dans le traitement de l'ankylose, de toute espèce de raideur articulaire, et contre les rhumatismes chroniques.

Peu usités dans la médecine des gens du monde, ils sont presque exclusivement employés par les ouvriers des villes et les habitants des campagnes.

On prépare le bain de tripes en faisant bouillir les intestins du bœuf ou du mouton dans une grande chaudière pleine d'eau. La décoction doit se faire lentement comme celle du pot-au-feu.

On emploie, dans les mêmes cas, l'eau de vaisselle grasse.

Le médecin qui ordonne ces différents bains, doit en graduer la température, suivant la nature de la maladie, et les effets physiologiques et thérapeutiques qu'il veut obtenir.

### BAINS EMPRUNTÉS AU RÈGNE VÉGÉTAL.

*Bain de son.* Il est adoucissant et hygiénique par excellence, et on l'administre avec le plus grand succès dans les maladies inflammatoires aiguës ou chroniques, ainsi que dans certaines affections du système nerveux. Le bain de son est d'un usage général ; il fait partie de l'hygiène de toutes les femmes délicates et nerveuses, des hommes de cabinet, et de tous ceux qui cherchent un délassement à leurs fatigues physiques ou morales.

On le prépare en faisant bouillir, pendant un quart

d'heure environ, dans une suffisante quantité d'eau, deux kilogrammes de son; puis on passe et on mêle la décoction à l'eau du bain, ou bien on met le son dans un sachet fermé et on le pressure pendant quinze minutes dans l'eau du bain. Ce dernier moyen est plus simple, plus commode et plus généralement employé, mais on doit lui préférer le premier qui enlève au son une plus forte partie du principe mucilagineux auquel ce bain doit toute sa vertu.

Une température douce est la première condition qu'exige le bain d'eau de son pour être calmant.

*Bain émollient.* — Semblable au précédent par ses propriétés adoucissantes, il est usité comme lui dans une foule de maladies nerveuses ou inflammatoires. Les chirurgiens s'en servent fréquemment pour les membres qui sont le siège d'une affection phlegmoneuse ou érysipélateuse, et pour déraidir les articulations ankylosées. Il peut, souvent mieux encore que celui qui précède, relâcher et ramollir les tissus, diminuer leur tonicité et en émousser la sensibilité exaltée momentanément par un état inflammatoire.

Pour préparer le bain émollient, on fait bouillir un demi-kilog. de racine de guimauve ou de graine de lin et un kilog. d'espèces émollientes (feuilles de mauve, de guimauve, bouillon blanc, pariétaire, seneçon) pendant une heure dans deux litres et demi d'eau; on passe à travers un linge avec forte expression, et on verse dans l'eau du bain.

*Bain d'amidon.* — Tout ce que je viens de dire au sujet du bain d'eau de son peut s'appliquer, en tous points, à ce dernier qui, dans la pratique, partage avec lui, d'une manière égale, les préférences des malades et la faveur des médecins.

Il se prépare en délayant un kilog. d'amidon dans chaque bain simple.

*Bain narcotique.* — Ce bain est précieux pour combattre toutes les maladies dont le symptôme prédominant est une douleur excessive, comme les névralgies, la péritonite, la métrite et la vaginite aiguës ; certaines ulcérations syphilitiques primitives ou constitutionnelles fixées aux parties génitales, quelques inflammations suraiguës de l'urèthre, de la prostate, de la vessie et des reins ; enfin dans les maladies chirurgicales.

On l'administre souvent en bains locaux, et principalement en bains de siège, contre les hémorrhoïdes très douloureuses, et dans la plupart des affections que je viens de citer.

On fait bouillir mille grammes d'espèces narcotiques (feuilles de ciguë, belladone, morelle, datura stramonium, jusquiame, tête de pavot, etc.), pendant une heure, dans six litres d'eau ; on passe et on verse la décoction dans la baignoire.

*Bain aromatique.* — Il est tonique et fortifiant ; son odeur peut occasionner des maux de tête ; il est plus souvent employé comme bain partiel que comme bain général. On trouve son application dans la chlorose, le rachitisme, les scrofules, contre les douleurs rhumatismales et névralgiques, dans l'atrophie et la faiblesse des membres. Il joue un rôle important dans la médecine des enfants rachitiques ou scrofuleux.

Ce bain se prépare en faisant infuser pendant une demi-heure ou une heure 1 kilog. d'espèces aromatiques (sauge, thym, lavande, absinthe, etc.), dans six litres d'eau bouillante ; on passe et on mélange avec l'eau du bain.

*Bain d'huile.* — Les Grecs et les Romains qui habitaient des contrées fertiles et favorables à la culture de l'olivier, en faisaient un grand usage. De nos jours, ce n'est plus comme bain hygiénique qu'on l'emploie, mais dans quelques cas rares d'ankylose et de rhumatisme chronique. Il est fâcheux, suivant moi, que l'on néglige ainsi un remède que l'expérience de l'antiquité avait fixé dans le domaine de la médecine, et qui me semble réunir, au plus haut degré, les conditions d'un bain adoucissant, et imiter, jusqu'à un certain point, la substance grasse des eaux minérales les plus renommées à laquelle on attribue de si heureux effets.

Ces bains seraient trop dispendieux et ne rempliraient même pas le but du médecin, s'ils n'étaient composés que d'huile. On ajoute tout simplement à l'eau d'un bain ordinaire une certaine quantité d'huile, qui surnage.

Ces bains peuvent être administrés comme calmants

dans les névralgies et les rhumatismes, comme émollients dans les maladies inflammatoires ; enfin, pour faciliter le mouvement des articulations ankylosées.

Toutes les huiles grasses sont également propres à remplir les conditions qu'on recherche dans ce bain.

Il faut, lorsqu'on en sort, se faire des onctions savonneuses sur tout le corps.

*Bain de vin.*—Le vin se mêle journellement à l'eau d'un bain dans la médecine des enfants faibles, rachitiques ou scrofuleux.

Beaucoup d'accoucheurs y plongent le nouveau-né qui leur paraît doué d'une complexion délicate. Le vin donne du ton à la peau dont il réveille les fonctions, et communique, par son absorption, une stimulation salutaire au jeu des organes qui languissent frappés d'atonie. Les vieux rhumatismes froids, les paralysies qui en sont le résultat, l'hydropisie, l'extrême débilité occasionnée par de longues maladies, trouvent toujours dans son emploi du soulagement et souvent leur guérison.

La température du bain doit, en général, être élevée, et sa durée, dans le commencement fort limitée, ne doit augmenter que graduellement.

Il est souvent employé par les chirurgiens, sous forme de bain partiel, pour remédier à la faiblesse qui accompagne l'atrophie des membres longtemps comprimés par des bandages ou des appareils à fracture. Au lieu de vin, on verse quelquefois avec avantage dans

le bain, de l'eau-de-vie, de l'eau de Cologne ou de mélisse, de l'esprit de vin, du rhum, etc., dans le même
but et pour faire face aux mêmes indications.

*Le bain de foule* des chapeliers jouit de propriétés
analogues, dues à la présence des substances spiritueuses dont il est chargé.

*Le bain de cuve,* lorsque le moût commence à fer-
menter, *et les bains de marc de raisin*, sont employés
avec succès contre les mêmes maladies, dans presque
tous les pays vignobles. Mais il ne s'écoule pas d'année que l'on n'ait à constater la mort de quelque imprudent qui y périt asphyxié par le gaz acide carbonique
qui s'en dégage. Il est donc de la plus haute importance de recommander les plus minutieuses précautions à ceux qui peuvent en faire usage. Les malades
ne doivent jamais être seuls, et il est indispensable
que, pour se soustraire aux émanations malfaisantes
de ce gaz, ils se tiennent sur le bord de la cuve, la tête
inclinée en dehors et tournée du côté de la porte ou
de la fenêtre, qui seront toujours largement ouvertes et
disposées, autant que possible, de manière à établir
un courant d'air.

Retiré de la cuve ou du pressoir, et disposé en tas,
soit à l'air, soit dans un lieu fermé, le *marc* s'échauffe
et fermente ; il acquiert bientôt une température telle
qu'on l'a vu prendre feu et occasionner des incendies.

Après s'être assuré si sa température est convenable,
on y fait un creux où l'on se place, et l'on se fait recou-

vrir de marc toutes les parties qui dépassent l'orifice de l'excavation, jusqu'aux épaules. Ce bain doit durer depuis quinze jusqu'à soixante minutes. Il est bon de se coucher après, et de transpirer abondamment pendant une heure ou deux. Les précautions déjà signalées seront prises avec soin, afin de neutraliser, par l'action d'un courant d'air, le dégagement encore possible de l'acide carbonique.

Les bains de cuve et de marc de raisin sont d'une utilité généralement reconnue contre les rhumatismes chroniques, et toutes les maladies caractérisées par un défaut de ton.

Né près de nos côteaux les plus célèbres de la Bourgogne, où ces bains jouissent d'une grande réputation d'efficacité, j'ai pu moi-même, à plusieurs reprises, en constater les heureux effets et les dangers, du reste toujours faciles à conjurer par les mesures de prudence que j'ai indiquées.

*Bains acides végétaux. Bains synapisés.* Ces bains sont quelquefois d'un grand secours dans certaines maladies, pour rappeler promptement à la peau le sang dont le refoulement vers les parties profondes commence à amener de graves désordres, comme on le voit assez souvent dans la petite vérole, la scarlatine, la rougeole, etc., quand l'éruption se supprime tout-à-coup. Dans ce cas, on fait ordinairement cesser les accidents, en plongeant, pendant quelques minutes, le malade dans un bain chaud, dans lequel on a versé un ou deux litres de vinaigre, d'acide acétique, ou un kilogramme de farine de moutarde.

*Bain de fumier chaud.* Ce n'est guère dans les villes qu'on emploie ce dégoûtant moyen curatif, qui paraît cependant, d'après de nombreuses observations, avoir rendu de grands services contre les douleurs rhumatimales, et en rappelant à la vie des individus retirés de l'eau gelés ou qu'on avait trouvés presque morts de froid sous la neige. On conçoit, en effet, que la chaleur du fumier, son humidité, ses émanations ammoniacales aient sur la peau une action stimulante et révulsive dont on puisse tirer grand parti dans quelques circonstances où ce genre de médication paraît rationnellement applicable. Disons, à ce propos, que, sous la main d'un praticien ingénieux et habile, tout devient une arme efficace contre les maladies, tout se transforme en un agent actif de la guérison. Aussi, celui qui sait le mieux agrandir la sphère de sa puissance modificatrice, en tirant le meilleur parti possible de tous les moyens qu'il peut avoir à sa portée, quelle que soit la situation où il se trouve, est-il, à nos yeux, toutes choses égales d'ailleurs, le plus capable de tous et le plus digne.

## BAINS EMPRUNTÉS AU RÈGNE MINÉRAL.

*Bains alcalins.* Ils exercent une action stimulante sur la peau; ils conviennent dans une foule d'affections cutanées anciennes, dont ils constituent un des modificateurs les plus puissants.

Les bains alcalins, à une température de 33° centig., ont paru à M. Gerdy jeune, d'après des expériences concluantes, avoir, comme calmants de la circulation, une influence égale à celle des bains simples pris dans les mêmes conditions de température. A ce degré, ils sont donc aussi antiphlogistiques et antispasmodiques.

La cendre de bois, qu'on ajoute quelquefois aux pédiluves, n'agit que par le sel alcalin qu'elle renferme.

On prépare ce bain en faisant dissoudre, dans l'eau d'un bain simple, 250 grammes environ de sous-carbonate de soude ou de potasse.

Ce bain s'emploie journellement dans le traitement des maladies vésiculeuses de la peau, dont il réussit souvent à calmer complètement les insupportables démangeaisons.

*Bains acides minéraux.* On ajoute souvent à l'eau d'un bain une certaine quantité d'acide sulfurique ou hydrochlorique, soit pour opérer une forte révulsion sur la peau, au profit des organes internes que l'on dégage, soit pour modifier certaines affections cutanées chroniques.

M. Gerdy jeune a encore observé que les bains acides, composés avec l'acide sulfurique, à 3° au dessous de la chaleur du sang, sont des calmants plus efficaces que les bains simples.

*Bains de sel.* — Ces bains ont la propriété d'exciter la peau, de stimuler sympathiquement ou par absorption tous les organes dont ils activent les fonctions ; en un mot, d'être toniques et révulsifs tout à la fois. Quelques individus, d'un tempérament lympathique, réclament, dans leur hygiène, l'addition du sel à l'eau de leur bain, sous peine d'en éprouver chaque fois une faiblesse notable. Ce phénomène se remarque principalement chez les femmes.

On prépare ce bain en faisant dissoudre un ou deux kilogrammes de sel commun, dans l'eau d'un bain.

*Bain de deutochlorure de mercure.* — Proposé d'abord par Baumé, puis vanté par Dehorne, après avoir été complètement négligé par les praticiens modernes, ce bain a été de nouveau préconisé pour le traitement des affections vénériennes constitutionnelles. Les faits que j'ai observés sont tout en sa faveur, et je le prouverai par des observations curieuses que je me propose de publier plus tard, dans un ouvrage qui traitera spécialement de ces maladies. J'ai vu, en effet, des symptômes excessivement graves céder comme par enchantement à l'usage de ces bains. Aussi, je les crois très utiles et souvent même indispensables dans des cas de susceptibilité extrême du tube intestinal, lorsque des ulcérations accompagnées d'une vive inflammation existent sur le voile du palais, les piliers, les amygdales ou les parois du pharynx, de manière à rendre impossible, comme j'ai eu occasion de le voir plusieurs fois, le mouvement de déglutition ; mais, lorsque le malade est dans de plus heureuses conditions, on doit toujours préférer, comme méthode générale, l'administration du médicament à l'intérieur ; car alors on sait quelle quantité de ce sel le malade aura prise et pourra prendre encore pour compléter son traitement et rendre toute rechute impossible, chose difficile à apprécier avec exactitude dans un traitement par les bains de sublimé. Cependant, si des observations plus complètes et plus nombreuses démontraient que, par cette méthode, on prévînt toute récidive, il serait avantageux de lui donner la préférence, parce qu'elle est, comparativement aux autres, d'une administration on ne peut plus facile.

On peut commencer le traitement par quelques décigrammes de ce sel, et arriver graduellement jusqu'à 30 ou 40 grammes pour chaque bain, qui devra être pris tous les deux jours.

Le deutochlorure doit être dissous préalablement dans une quantité suffisante d'eau distillée ou d'alcool.

*Bain ioduré*. — Le bain ioduré est journellement employé avec succès contre les maladies scrofuleuses. MM. Coindet, de Genève, et Lugol, ont fait connaître au monde médical toutes les ressources de ce précieux médicament, dont le cercle d'application s'est, depuis, considérablement élargi entre les mains d'une foule de praticiens.

L'iodure de potassium qui sert à la composition de ces bains, s'est révélé avec beaucoup d'éclat aux observateurs, et a pris, dans ces derniers temps, un rang distingué dans la thérapeutique des maladies vénériennes constitutionnelles.

On administre l'iodure de potassium en bain ou en douches, depuis 4 jusqu'à 60 ou 80 grammes.

*Bains ferrugineux.* Les propriétés toniques et emménagogues de ces bains sont bien constatées par ce qu'on observe depuis si longtemps de l'usage des bains naturels de Spa, Pyrmont et Saint-Amand, dans les cas d'anémie, de chlorose, de leucorrhée, et dans toute espèce de débilité, quelle qu'en soit la cause, surtout celle où la constitution est affaiblie par l'effet d'une hématose incomplète, de pertes sanguines abondantes ou de très longues maladies.

Ce bain se prépare en faisant dissoudre dans une quantité d'eau nécessaire 600 grammes de sulfate de fer.

Il résulte de son usage, indépendamment de son action évidemment fortifiante, un effet particulier duquel on ne doit pas s'effrayer : la peau se sèche, se durcit momentanément et se trouve recouverte d'une couleur ocracée due au dépôt du sel ferrugineux.

### Bains partiels.

Ils se présente mille circonstances dans les maladies où les bains entiers sont non seulement inutiles, mais encore quelquefois dangereux, et où ils sont très avantageusement remplacés par les bains partiels.

*Bains à mi-corps.* — Il est quelquefois indispensable d'y avoir recours et de leur donner la préférence sur le bain entier, chez des personnes sur lesquelles le poids et l'impression du liquide produisent des étouffements intolérables. Il faut alors redoubler de soins pour se dérober à l'action du froid vers les parties supérieures du corps les plus voisines du point d'immersion, dont les conséquences sont, dans ce cas, toujours à redouter.

*Bains de bras et de jambes.* — Dans les maladies chirurgicales, ces bains sont d'une nécessité de tous les jours, soit qu'on veuille adoucir de violentes inflammations, telles que les différentes espèces de panaris, les érysipèles phlegmoneux, etc., soit qu'on se propose de redonner du ton et de la vigueur à un membre affaibli ou de faciliter le glissement des surfaces articulaires, quand une inflammation traumatique a rendu pendant longtemps l'immobilité indispensable; soit, enfin, que l'on cherche à opérer la résolution d'un engorgement ou à dissiper une inflammation chronique et opiniâtre. Dans ces différents cas, la nature du liquide doit varier suivant les effets qu'on veut obtenir.

*Bains de siège.* — Ce bain est généralement employé dans toutes les médications dirigées contre les maladies des parties génitales externes ou internes chez l'homme et principalement chez la femme. Dans le traitement des maladies de la matrice, de la vessie, du rectum, de la région anale, des aines, il remplit un rôle fort important, et le bénéfice qu'on en retire dépend non seulement de sa composition plus ou moins émolliente et narcotique et de sa température, qui doit être, en général, très douce, mais encore de précautions minutieuses, à l'aide desquelles seulement on peut éviter de s'y refroidir.

On l'administre quelquefois à une haute température, chez une femme en santé, pour rappeler la menstruation momentanément supprimée. On l'a souvent fait prendre frais à des jeunes filles dont les règles avaient de la peine à s'établir. Dans le premier cas, il agit en produisant une fluxion locale, dans le second, par la tonicité que sa fraîcheur imprime à des organes encore débiles. Ces deux bains ne doivent jamais être pris que lorsqu'ils ont été ordonnés par un médecin qui seul peut être juge de leur nécessité et de leur opportunité.

Le bain de siège d'eau simple chaud est utilisé pour faire saigner des piqûres de sangsues appliquées sur une des régions du bassin et de la partie supérieure des cuisses.

Enfin, le bain de siège froid est indiqué pour arrêter une perte utérine dont l'abondance a déjà occasionné une grande faiblesse, et pour suspendre toute hémorrhagie de l'anus ou du rectum, consécutive à une opération chirurgicale, ou provenant d'hémorrhoïdes internes.

*Bain de pieds ou pédiluve.* — Sous le rapport hygiénique, ce bain doit être pris souvent, non seulement pour entretenir la propreté si essentielle des extrémités inférieures, mais encore pour dissoudre ces couches épidermiques qui se durcissent sous la plante des pieds, y forment des callosités qui gênent la marche et la rendent par fois très douloureuse.

La saignée du pied ne peut se faire qu'à l'aide d'un pédiluve, dont la chaleur a pour objet d'en gonfler les veines généralement petites et peu saillantes, par un appel du sang et une plus grande activité dans leur circulation.

Comme toutes les autres parties du corps, le pied peut être le siège de différentes affections qui réclament l'administration de bains partiels de nature émolliente, tonique, excitante et narcotique.

C'est comme dérivatif que le bain de pieds remplit le plus souvent une indication thérapeutique ; par exemple, quand on veut détourner la pléthore sanguine des parties supérieures du corps ; lorsque les principes rhumatismal, goutteux, psorique ou dartreux se sont portés sur le cerveau ou ses membranes, sur les viscères thoraciques ou ceux de l'abdomen ; enfin pour favoriser l'arrivée des règles attardées ou peu copieuses. Dans ces divers états sanitaires, le pédiluve variera quant à sa composition, sa température et sa durée. Telle indisposition nécessitera un bain modérément chaud, telle autre réclamera un pédiluve brûlant rendu plus excitant encore, et par conséquent plus actif, par l'addition d'une demi-livre de sel, de farine de moutarde ou de 30 à 60 grammes d'acide hydrochlorique. Tantôt ce bain devra durer de cinq à dix minutes, tantôt, au contraire, il y aura avantage à le prolonger pendant une heure, afin de fixer, d'une manière plus durable, le sang vers les extrémités inférieures.

Froids, ces bains peuvent arrêter des hémorrhagies par le resserrement qu'ils impriment sympathiquement et par contiguité aux tissus en général, et particulièrement aux vaisseaux capillaires artériels et veineux.

Par un mécanisme semblable ils sont le plus précieux agent de guérison qu'on puisse opposer à une entorse récente du pied. On les voit souvent, dans ce cas, faire avorter le gonflement consécutif, et raffermir les articulations disjointes, par l'astriction prompte et énergique qu'ils exercent sur les ligaments articulaires distendus ou déchirés. Ajoutons qu'on obtient encore plus sûrement ce résultat en mélangeant avec le pédiluve froid une liqueur astringente et résolutive, appropriée à la violence et à la gravité de la maladie.

*Bain de mains ou manuluve.* Tout ce qui a été dit au sujet du bain de pieds s'applique au manuluve. Disons seulement qu'on l'emploie avec avantage dans toutes les phlegmasies et congestions sanguines de la tête et des organes contenus dans la poitrine, surtout dans les affections aiguës et chroniques du poumon et dans les anévrismes du cœur et des gros vaisseaux thoraciques, afin de diminuer par leur action révulsive, l'oppression qui torture les malheureux qui en sont atteints.

Certaines personnes, sujettes à des douleurs de tête, emploient plus volontiers le bain de mains que le pédiluve, dont ils ne retirent aucun bienfait.

*Bain d'œil.* Il est peu de maladies des yeux pour lesquelles il ne soit nécessaire d'agir directement par un petit bain local sur l'organe lui-même. Aussi son emploi est-il réclamé par toutes les inflammations aiguës et chroniques de la conjonctive et des membranes internes, par les amauroses commençantes, pour stimuler, à l'aide d'un collyre composé à dessein, l'innervation du côté faible ou paralysé, enfin par une taie dont on désire obtenir la résolution. Dans ces différents cas, il n'appartient qu'à un médecin d'indiquer la composition du liquide qu'on veut appliquer aux yeux sous forme de bain.

Ce bain se prend au moyen d'un petit vase à pied, de forme ovale, en verre, en faïence ou en porcelaine. On le remplit du liquide prescrit, on y applique son œil en inclinant la tête et on la relève en tenant par le pied [...] oit rester immédiatement adapté. Ces [...] être guère prolongés au delà de dix [...] la fatigue de la position et du be- [...] le liquide. On y supplée en les ré- [...] us la journée.

Les injections uréthrales, vaginales, utérines, auriculaires, les lavements, les douches ascendantes, les fomentations, les cataplasmes, les irrigations, les pansements faits avec des compresses imprégnées d'un liquide simple ou composé, ne sont, en réalité, que des bains locaux présentés sous diverses formes. Il me suffit de les indiquer. Je n'entrerai pas dans les détails qui les concernent de peur d'encourir le reproche, peut-être mérité, de me laisser entraîner hors des limites de mon sujet.

### Bains de vapeur.

Sous cette dénomination, on doit comprendre :

1° Le *bain de vapeur humide* résultant de l'évaporation aqueuse, lequel se prend dans une boîte ou dans une étuve ;

2° Le *bain de vapeur sèche*, qui est composé d'un gaz ou d'une fumée provenant de la combustion d'une substance médicamenteuse, telle que le soufre, le cinabre ;

3° Le *bain d'air chaud ;*

4° La *douche*, qui peut être simplement aqueuse ou imprégnée de principes médicamenteux ;

5° Les *frictions*, la *flagellation* et le *massage*, qui sont de puissants auxiliaires de l'action de la vapeur sur la peau et les parties sous-jacentes.

Il y a deux espèces de vapeurs : les unes sont naturelles, les autres sont le produit de l'art. Presque toutes les eaux thermales dégagent une quantité plus ou moins abondante de vapeurs ; et dans certains établissements de France, de Suisse et d'Allemagne, on les a utilisées avec beaucoup d'intelligence, soit comme bains généraux, soit comme bains partiels, au profit des malades qui les fréquentent chaque année.

Les vapeurs artificielles sont celles dont nous allons parler ici ; mais les unes et les autres sont semblables par leur mode d'action et par leurs effets physiologiques.

### BAINS GÉNÉRAUX DE VAPEUR HUMIDE OU D'ÉTUVE.

#### Effets physiologiques.

Ces bains constituent la partie essentielle des bains russes et orientaux. De 25 à 35° centigrade, on éprouve une chaleur douce, suivie bientôt d'une transpiration assez abondante ; mais tout d'abord, la peau se couvre de gouttelettes résultant de la condensation de la vapeur, et qu'il ne faut pas confondre avec la sueur. Ces gouttelettes vont grossissant et ne tardent pas à ruisseler sur toute la surface du corps, sur les murailles ou sur la paroi interne des boîtes. Le pouls est accéléré ; la tête est ourde, et la respiration gênée, surtout quand on prend ce bain pour la première fois. Néanmoins on éprouve un sentiment de bien-être qui se décèle, après le bain, par une agilité musculaire et une activité plus grande de toutes les fonctions. De 35 à 40°, les phénomènes qu'on éprouve sont absolument les mêmes que ceux que j'ai décrits à propos des bains chauds d'eau simple. Ils se distinguent cependant des précédents, et ceci est important à noter, en ce que, lorsqu'on sort d'un bain de vapeur aqueuse très chaude on est beaucoup moins impressionnable à l'action du froid. Ce phénomène est le résultat de la congestion sanguine que la vapeur détermine sur la peau, qui est encore beaucoup plus prononcée et plus persistante lorsque les frictions ou le massage ont terminé le bain.

Les effets de ces bains, pris dans les boîtes, sont à peu près les mêmes que ceux des bains d'étuve ; seulement la respiration est nécessairement plus libre, puisque la tête n'a aucun contact avec la vapeur, et l'excitation générale moins prononcée.

## DOUCHES DE VAPEUR.

### Effets physiologiques.

Lorsqu'on reçoit une douche de vapeur promenée sur tout le corps, ou qu'on la dirige sur un seul point, on remarque bientôt que la peau s'échauffe, rougit et se gonfle. Son effet est ordinairement de calmer la douleur.

On peut graduer à volonté la force et la température de la douche, en ouvrant plus ou moins les robinets qui lui donnent passage, ou en vissant à l'appareil l'ajutage ou la pomme en arrosoir. Dans le premier cas, la vapeur sortant par un seul trou, se présente concentrée en un seul jet, circonstance qui en augmente la chaleur et la force de projection ; dans le second, sa force et sa température diminuent en raison directe de la multiplicité des trous, qui lui permettent de s'échapper par jets divergents, nombreux et très déliés.

L'action de la douche peut donc devenir, à volonté, émolliente et sédative, excitante ou irritante, et par conséquent révulsive. Elle possède même cette dernière propriété à un degré éminent, car on peut facilement, par ce moyen, produire la rubéfaction, la vésication et même l'escharification, c'est à dire, les trois degrés de révulsion journellement employés en médecine.

## BAINS D'AIR CHAUD.

### Effets physiologiques.

Ce bain se prend toujours dans des boîtes à la partie supérieure desquelles se trouve pratiquée une ouverture, pour laisser passer la tête au dehors. — A 40°, et même au dessous, le corps se couvre d'une douce moiteur, le pouls augmente en fréquence et en plénitude, et le visage se colore légèrement. C'est la température la plus convenable pour faciliter l'absorption des molécules médicamenteuses qu'on veut ajouter au bain. De 40 à 50°, une excitation plus vive de la peau, qui rougit et transpire avec abondance, se manifeste bientôt; la circulation s'accélère, les artères temporales commencent à battre avec force, et l'on se voit, au bout de quelques minutes, contraint de sortir de la baignoire, par l'exaltation de tous ces phénomènes. C'est ordinairement de 50 à 60° que l'on administre ce bain, lorsqu'on se propose d'exciter la peau au moyen des fumigations. — Il est prudent de ne pas dépasser cette température, à moins de procéder graduellement et d'une manière lente. Sans cette précaution, les personnes qui ne sont pas accoutumées à ce genre de bains, éprouveraient une syncope, un malaise dans la région précordiale, et même des symptômes cérébraux. Il est un autre soin propre à neutraliser ces effets, c'est de passer souvent sur le front du baigneur, une éponge imbibée d'eau fraîche. Dans les grands établissements de bains de Paris, tels que ceux de Tivoli et des Néothermes, les gens du service, instruits par l'expérience, ne manquent jamais de se conduire d'après cette règle.

Il est souvent, par la même raison, nécessaire d'ordonner un bain à mi-corps aux personnes douées d'un tempérament sanguin ou très irritables, chez lesquelles le bain général pourrait déterminer une congestion cérébrale dangereuse. Ce précepte, dont l'utilité sera, je crois, parfaitement sentie, devient d'autant plus facilement applicable, que, dans une foule de circonstances, la nature même et le siège de la maladie réclament spécialement et exclusivement l'application de l'agent thérapeutique sur les extrémités inférieures.

Je ferai remarquer ici que la température du bain d'air chaud ne peut être, dans l'application, la même que celle du bain de vapeur aqueuse; que le premier peut être pris depuis 45 jusqu'à 60°, tandis que l'autre est presque intolérable à 40.

Le bain d'air chaud seul est très rarement employé. Il l'est, au contraire, très fréquemment comme véhicule des substances médicamenteuses, et fait alors partie intégrante de la fumigation.

### Fumigations.

On doit entendre par le mot fumigation, soit un dégagement de vapeur sèche provenant de la combustion d'une substance médicinale, soit la vapeur d'eau chargée de principes médicamenteux.

— Presque tous les médicaments qui recellent des principes volatils, sont propres aux fumigations : ainsi, dans les règnes minéral et animal, le soufre, le cinabre, le calomel, le sublimé corrosif, la poudre argileuse de Lalouette, le protoxyde de zinc, le deutoxyde d'arsenic, l'iode, le gaz hydrogène sulfuré, le musc, l'ambre gris et le castoréum ; parmi les substances végétales, toutes les plantes aromatiques de la famille des labiées, des crucifères, quelques ombellifères, les plantes emménagogues, narcotiques, les gommes résines, quelques écorces et bois exotiques, le camphre, le benjoin, le succin, l'assa-fetida, le vin, l'alcool, le vinaigre, les éthers, etc., sont les différentes substances que l'art peut emprunter chaque jour, sous cette forme, aux trois règnes de la nature, pour les faire concourir à la guérison d'un grand nombre de maladies.

Au moyen d'appareils ingénieux et variés, les fumigations peuvent s'adresser non seulement à la peau dans les affections de cet organe qui en réclament souvent l'emploi, mais aussi aux membranes muqueuses des fosses nasales, du larynx, des bronches, de la bouche, du pharynx, de la trompe d'Eustache, du conduit auditif, du rectum, du vagin, de l'utérus et des parties génitales chez l'homme, dans une foule de cas pathologiques.

## Bain russe.

Dans nos établissements, ce bain se compose du bain général de vapeur aqueuse pris dans une étuve, suivi immédiatement d'une douche de pluie froide sur la tête et sur tout le corps. On termine en allant se placer sur un lit de repos, le corps enveloppé dans une longue couverture de laine, à l'aide de laquelle on obtient une abondante transpiration.

En Russie, le bain se prend dans une étuve où l'on fait dégager la vapeur en versant de l'eau, toutes les cinq minutes, sur d'énormes cailloux de rivière rougis dans un fourneau de fonte. Au bout d'une demi-heure, on se fait frotter et flageller la peau avec des jeunes branches de bouleau assouplies dans l'eau chaude ; et puis, on reçoit, suivant sa condition, une douche ou plusieurs seaux d'eau froide sur la tête. Les paysans se roulent quelquefois dans la neige ou se plongent dans un étang voisin. Le lit de repos et l'ingestion d'une boisson cordiale composée de bière anglaise, de vin blanc de France ou d'Allemagne, de pain rôti, de sucre et de tranches de citron, sont pour le seigneur russe le complément obligé du bain ; le serf ou mougik boit un verre ou deux d'esprit de grain et se rend à ses travaux.

C'est à tort que l'on croit que le corps reçoit de ce contraste de température une douloureuse impression. En se donnant la peine d'analyser les effets physiologiques de la vapeur, tout étonnement à ce sujet cessera. Ne détermine-t-elle pas, en effet, une véritable congestion sur la peau et dans le tissu cellulaire sous-cutané qui lui assure une immense puissance de réaction ? L'eau froide, appliquée sur le corps tout fumant au sortir d'une étuve brûlante, est un des toniques les plus énergiques qui puissent lui être administrés. C'est ainsi, observe Macquart, qu'on trempe l'acier.

Malgré les exhortations scientifiques de Sanchez (1), les efforts qui ont été tentés pour populariser chez nous

(1) Mémoires de la Société royale de médecine.

le bain russe et lui donner la prééminence sur les autres bains hygiéniques, n'ont pas eu tout le succès qu'on s'en était promis. La différence du climat, des constitutions et des mœurs, expliquent, à mon avis, d'une manière suffisante, le désappointement des spéculateurs qui ont essayé d'importer chez nous cette coutume septentrionale. Mais si, envisagé par rapport à l'hygiène, le bain russe n'a pu se répandre et passer dans nos mœurs, il n'en doit pas moins, comme moyen médical, occuper dans la thérapeutique le rang distingué qui lui appartient, comme à tout modificateur puissant.

« Les aspersions d'eau froide et les frictions avec la neige ou la glace, dit Rapou (ouvrage cité), que pratiquent les Russes au sortir d'un bain de vapeur, augmentent encore l'excitation cutanée. J'ai obtenu de l'emploi de cette méthode perturbatrice les plus heureux effets dans tous les cas où il faut imprimer à une partie ou à un organe malade, de vives secousses pour accroître ou changer son mode de sensibilité ou activer ses fonctions. Ces transitions brusques du chaud au froid, ces alternatives d'épanouissement et de resserrement, d'action et de réaction, réveillent la nature, régularisent ses mouvements, et appellent les forces de la vie sur les parties où on les détermine. »

## Bain égyptien.

Ce bain se prend dans trois pièces séparées. La première, bien chauffée, renferme un lit de repos et sert de vestiaire. On s'y arrête quelques minutes après s'être dépouillé de ses vêtements ; puis on passe dans la seconde que l'on trouve remplie d'une vapeur aqueuse épaisse, dont la température doit s'élever graduellement, ou varie suivant la constitution, les goûts et les habitudes des baigneurs. On séjourne dans cette pièce vingt ou trente minutes tout au plus, et l'on arrive dans la troisième où se trouve disposé un lit de canne recouvert d'un drap blanc : on s'y étend, et des gens de service viennent vous masser pendant environ une demi-heure. Cette opération, que les Egyptiens et les Turcs ont empruntée aux Indiens, consiste à presser, à pétrir les chairs avec douceur, puis avec force ; à imprimer aux membres des mouvements alternatifs d'extension, de flexion et de circumduction ; à faire craquer les articulations par de forts tiraillements ; à fouetter les parties du corps les plus charnues avec la main ou avec des branches de bouleau ramollies dans l'eau bouillante ; à frictionner vigoureusement la peau de la tête aux pieds avec un gant de crin ou de panne ; enfin, à couvrir tout le corps d'une mousse épaisse de savon parfumé. Cette troisième pièce renferme une baignoire de marbre dans laquelle on se plonge après le massage pour enlever la mousse de savon dont le corps est enduit. Cela fait, on s'enveloppe de peignoirs brûlants et l'on va se placer sur le lit de repos situé dans la première pièce. Il est bon alors de prolonger pendant une heure l'excitation que la peau vient de recevoir de la vapeur et du massage, en provoquant, au moyen de couvertures de laine bien chauffées, une abondante transpiration.

C'est ainsi que le bain dit Egyptien s'administre à à Tivoli, aux Néothermes et dans les autres établissements parisiens. En Orient, il ne diffère que par quelques pratiques étrangères à nos mœurs. Après le bain de vapeur, les musulmans se rasent les poils de tout le corps, ou les font tomber avec une pâte épilatoire composée de sulfure d'arsenic et de chaux ; ils se teignent les ongles des mains et des pieds avec le suc du henné, arbrisseau fort commun en Egypte et qui donne à ces parties une couleur aurore; une fois couchés sur le lit de repos, on leur apporte une pipe allumée et une tasse de café moka ; enfin, leur linge et leurs habits sont exposés, pendant le bain, à la vapeur odoriférante du bois d'aloës.

### MOYENS AUXILIAIRES.

**Massage. — Frictions. — Flagellation.**

Après avoir donné une description abrégée de la manière dont on prend les bains russes et égyptiens, il me reste à dire qu'ils ont, grâce à certains moyens auxiliaires, une grande efficacité pour réveiller la circulation des fluides sanguins et lymphatiques, l'innervation et le jeu de tous les organes. On se sert chaque jour, en effet, du massage et des frictions avec un succès constant pour aider la guérison d'un grand nombre d'affections chroniques, surtout des rhumatismes. Il est un fait digne de remarque, c'est que, par le bénéfice de cet usage, les rhumatismes sont très rares dans les pays chauds, quoique la température y soit sujette à des variations extrêmement brusques, principalement au moment du passage du jour à la nuit et de la nuit au jour.

Il y a dans beaucoup de villes, et surtout dans les campagnes, des gens ignorants et grossiers, tout à fait étrangers à l'art de guérir, qui cependant en font un métier clandestin, et savent usurper une confiance inouïe parmi le peuple. J'ai eu occasion d'en voir quelques uns, et je me suis convaincu que leur principale recette consistait dans le massage. Dès lors, j'ai cessé de m'étonner de l'engouement dont ils sont l'objet de la part des esprits faibles ou incultes, qui se plaisent à trouver du merveilleux dans des choses simples, mais qui sont quelquefois assez rationnelles, parce qu'ils ne cherchent pas à les comprendre, ou qu'elles sont hors de la portée de leur intelligence.

Dans leur excellent *Traité de thérapeutique,* MM. Trousseau et Pidoux vantent avec raison l'efficacité du massage, et font des vœux pour que les médecins en fassent une application plus fréquente au traitement des maladies.

« Les personnes qui s'y soumettent, disent-ils, prétendent éprouver par cette manœuvre une indicible sensation de bien-être et d'excitation ; il leur semble que l'élasticité musculaire de la jeunesse se réveille sous la main qui les presse, que les forces se rétablissent, que le jeu de toutes les fonctions s'exerce plus librement. La fatigue surtout qui résulte de l'abus de la marche, de la veille ou des plaisirs de l'amour, disparaît pendant l'acte même du massage. Il est difficile de croire qu'un pareil moyen n'ait pas une influence puissante sur l'homme malade : aussi est-il d'expérience que dans les rhumatismes aigus non fébriles, dans les rhumatismes chroniques, dans les paralysies qui sont en voie de guérison, dans l'impuissance vénérienne, cette médication est suivie d'un heureux résultat.

« On assure encore que certaines phlegmasies internes, celles surtout de l'estomac, des intestins et des bronches, qui se lient le plus souvent à un état d'atonie de la peau, sont avantageusement modifiées par le massage. »

Il y a quelques années, les médecins d'Orléans intentèrent un procès à un charlatan pour exercice illégal de la médecine. Les dépositions de plusieurs témoins furent favorables à l'accusé, et fournirent la preuve authentique qu'à l'aide du massage ils avaient

été soulagés ou guéris de gastrites chroniques, de gastralgies et de maladies intestinales anciennes réputées
incurables.

Un médecin fort ingénieux, feu le docteur Sarlan-
dière, a imaginé le massage par percussion au moyen
de palettes à manche garnies de feutre ou de coussins
de crin. Cette pratique ne doit être adressée qu'aux
parties les plus charnues, comme les fesses, les mol-
lets, les cuisses, les épaules, les bras, le dos et les
lombes. Il en a obtenu, en opérant dans un air chaud
ou chargé de vapeur d'eau simple ou aromatique, d'excellents effets contre les rhumatismes apyrétiques.

Voici ce que dit du massage l'auteur de l'article du
*Dictionnaire des sciences médicales* qui traite ce
sujet : « Tous les auteurs s'accordent à dire que le
massement, joint aux bains, détermine sur l'économie
animale un changement accompagné des plus agréables
sensations, et dont difficilement on se ferait une idée.
La peau, d'abord humectée par l'eau ou la vapeur dans
laquelle elle a été plongée, plus souple et plus flexible,
ressent un bien-être qui donne à l'existence un charme
tout nouveau. Il semble que l'on apprécie plus complètement le bonheur d'exister, et que, jusqu'alors, on
n'avait pas vécu. A la fatigue que l'on éprouve succède
un sentiment de légèreté qui rend propre à tous les
exercices du corps : les muscles, rendus à leur con-
tractilité naturelle, agissent à la fois avec plus d'énergie
et de facilité. On croit que le sang coule plus largement

dans les vaisseaux qui le contiennent : les forces physiques éprouvent donc des changements salutaires ;
mais les fonctions du cerveau, qui sont si souvent modifiées par celles-ci, présentent bientôt un surcroît
d'activité remarquable ; l'imagination se développe, le
tableau riant des plaisirs s'y retrace sous un jour plus
voluptueux et avec des couleurs plus vives....... L'Eu-
ropéen, condamnant aveuglément les usages des autres peuples, quand souvent il ne les connaît qu'im-
parfaitement, trouve dans cette coutume asiatique
un plaisir qui la lui fait bientôt adopter ; il pousse
quelquefois cette habitude jusqu'à l'excès, et les femmes
de nos contrées, transportées sous le ciel fortuné des
Indes, ne passent pas un seul jour sans se faire masser
par leurs esclaves, et sacrifient des heures entières à
cette occupation. »

« *Les frictions,* dit Rapou, favorisent la transpiration,
répartissent également les forces vitales et les éléments
de la nutrition, entretiennent un juste équilibre entre la
peau et les organes profondément situés, assouplissent
les muscles et les articulations, facilitent les mouvements, et donnent au corps plus de force et d'agilité.
Aussi, chez les anciens Grecs et Romains, les athlètes,
et même tous ceux qui fréquentaient les gymnases, se
préparaient-ils à leurs divers exercices, par des frictions pratiquées avec soin sur toutes les parties du
corps. Mais si leur usage offre de tels avantages comme
moyen hygiénique, la médecine curative ne les emploie

pas avec moins de succès : on y a recours pour porter sur la peau un certain degré d'excitation, pour favoriser le développement du mouvement d'action du dedans au dehors, favoriser la circulation capillaire, la résorption des fluides stagnants ; changer le mode de vitalité de la peau, lui donner plus d'élasticité et de souplesse ; pour nettoyer cet organe, en ouvrir les pores et faciliter ainsi l'absorption. »

Une brosse de flanelle, de crin ou de chiendent, d'abord douce, puis successivement plus dure ; un morceau de laine, un gant de panne ou de crin, des lanières de crin tissé, les jeunes pousses de bouleau assouplies par la vapeur ou l'eau chaude, à la manière russe, sont les instruments dont on se sert le plus souvent pour pratiquer les frictions dans un but hygiénique ou médical.

Les frictions doivent être faites après les bains ou douches de vapeur. Il est quelquefois avantageux de les employer en même temps ou de les alterner. On en fait un très grand usage sur la peau sèche, le matin au lever, et le soir en se couchant, comme médication révulsive, avec un bénéfice presque constant. Il est des circonstances où il est avantageux d'ajouter à l'énergie des frictions, en imprégnant les brosses d'une liqueur excitante, telle que l'eau de Cologne, de mélisse, l'éther, l'acide acétique plus ou moins étendu d'eau, etc.

*La flagellation*, pratique fort usitée en Russie, n'est pas nouvelle dans la thérapeutique ; car Antonius Musa s'en servit, si l'on en croit Suéton, sur l'empereur Auguste, pour guérir ce prince d'une sciatique. On flagellait souvent, à cette époque, les membres atrophiés ou paralysés, avec les orties piquantes, afin d'y rappeler la circulation, la chaleur et la vie.

La flagellation stimule violemment les extrémités nerveuses qui s'épanouissent dans le tissu de la peau ; cette stimulation se transmet à la moelle épinière, qui réagit à son tour sur les parties auxquelles elle distribue la sensibilité et le mouvement. « Pour exciter la sensibilité générale (1), et la porter à l'extérieur ; pour ranimer la tonicité, l'action du réseau vasculaire, accroître les propriétés de la peau et en activer les fonctions ; pour rappeler au dehors la chaleur et la vie, aucun moyen ne peut être comparé à la flagellation. » Elle peut s'exercer au moyen de verges, de lanières de cuir, d'orties, de cordes, d'une brosse présentée à plat sur la peau. Quoique déterminant, à peu près, les mêmes effets que les frictions, elle en diffère, cependant, par une énergie plus grande et une efficacité proportionnée.

Les rhumatismes chroniques, la sciatique, l'atrophie, la paralysie, certains engorgements viscéraux, trouveraient, dans l'emploi de ce moyen, une guérison plus fréquente, si la douleur qui l'accompagne ne provoquait, de la part des malades, une répugnance qui, réagissant d'une manière fâcheuse sur l'esprit des mé-

(1) Rapou.

decins, leur en fait négliger trop souvent l'application.

Les libertins de tous les temps ont cherché dans la flagellation un moyen de ranimer leur vigueur éteinte, et les effets qu'ils en ont obtenus ont sans doute conduit les médecins à en faire usage dans les paralysies des organes qui reçoivent leurs nerfs de la terminaison de la moelle, telles que la vessie, le rectum, les parties génitales et les membres inférieurs.

On peut combiner la flagellation avec le massage, les frictions et d'autres agents d'excitation du système nerveux, tels que l'électricité, le galvanisme avec l'ingénieux appareil des frères Breton, l'électro-puncture, la strychnine, etc., et la faire concourir utilement avec eux au traitement de la maladie.

## LA VAPEUR CONSIDÉRÉE SOUS LE RAPPORT DE L'HYGIÈNE.

L'éloge le plus flatteur qu'on puisse faire de la vapeur, c'est de dire qu'elle est d'un usage général chez tous les peuples de l'Orient jusqu'au Japon, sur toute la côte septentrionale de l'Afrique et dans tout le nord de l'Europe et de l'Asie ; qu'elle fut connue des Grecs ; que pendant longtemps les Romains, au rapport de Pline, ne connurent d'autre médecine ; enfin, que les étuves si communes au moyen-âge, en Europe, ne furent plus fréquentées lorsque, vers la fin de cette époque, l'usage du linge se répandit dans toutes les contrées de l'Europe.

La vapeur n'est pas seulement un moyen hygiénique

précieux, c'est encore un préservatif contre un grand nombre de maladies.

Les anciens en faisaient un grand usage contre la stérilité. Sanchez non seulement vante ses vertus dans ce cas, mais encore la conseille aux femmes enceintes dans le but de rendre leur accouchement plus facile et d'éviter les gerçures que laisse la grossesse sur les téguments abdominaux, par suite d'une distension exagérée due au développement trop rapide du produit de la conception. Il est certain qu'une vapeur douce, par son action relâchante, peut, en donnant de l'élasticité à la peau, prévenir chez les femmes ces marques indélébiles, et, par la même raison, favoriser l'accouchement. Sanchez ajoute que les femmes russes en font grand usage après leurs couches, qu'elles s'épargnent beaucoup de maladies chroniques et conservent leurs grâces et leurs dents. Rapou partage entièrement cet avis, dont l'expérience lui a démontré la justesse. Enfin, l'usage qu'en faisait Chaussier à la Maternité, dans les mêmes cas, donne un grand poids à l'opinion de ces deux médecins.

## LA VAPEUR CONSIDÉRÉE SOUS LE RAPPORT DE LA MÉDECINE.

D'après Hallé et Nysten, la vapeur est utile :

1° Pour produire un effet relâchant et adoucissant ;

2° Pour exciter les parties sur lesquelles on la dirige, et les excrétions qui s'opèrent à leur surface ;

3° Pour provoquer un effet révulsif ;

4° Pour combattre certains virus et amener une dépuration ;

5° Pour agir sur le système nerveux d'une manière sédative ou antispasmodique.

Ce court exposé de l'utilité de la vapeur donne une idée parfaite des résultats aussi variés que nombreux qu'on doit attendre de son emploi, et fait pressentir, d'avance, le genre de maladies auxquelles son administration peut convenir.

Dans son traité, M. Rapou cite un nombre prodigieux de maladies différentes guéries par la vapeur. Il a soin de joindre à l'appui une foule d'observations précieuses.

Passons en revue les différentes affections que l'on a guéries et que l'on peut traiter avec succès par la vapeur, dans la persuasion que les médecins y trouveront un encouragement à utiliser un agent thérapeutique si innocemment efficace. Car, il faut bien en convenir, si la mode gouverne le monde, elle influence à un bien haut degré, dans l'application qu'il fait des remèdes, l'esprit pourtant essentiellement philosophique du médecin.

Des fièvres intermittentes, opiniâtres et rebelles au quinquina, ont cédé à l'action de la vapeur. Qui ne sait qu'une transpiration abondante coupe quelquefois la fièvre plus sûrement que l'écorce du Pérou ? Rien n'est plus commun, en effet, que de rencontrer des militaires et des ouvriers qui se sont débarrassés de cette maladie, en buvant force punch ou vin chaud, quelquefois même un mélange incendiaire de poudre à canon et d'eau-de-vie : la nuit, ils éprouvaient une transpiration très copieuse, et, dès le lendemain matin, la fièvre souvent les avait quittés. Ainsi donc, la vapeur, qui produit des effets analogues avec moins de dangers, peut être rationnellement suivie du même résultat.

Il est rare qu'on fasse usage de la vapeur dans les inflammations aiguës, au moins comme méthode exclusive. Si l'on en croit M. Rapou, elle n'est pas moins efficace dans ce genre de maladies que dans celles qui revêtent la forme chronique. Sans l'avoir jamais employée, en pareille circonstance, parce que la médication antiphlogistique ordinaire m'a presque toujours parfaitement réussi, je suis parvenu cependant plusieurs fois, au moyen des bains ou des douches de vapeur, à faire avorter une inflammation chez des personnes dont la transpiration s'était brusquement supprimée, et dont les organes n'étaient encore que menacés, sans qu'on pût prévoir, à l'avance, lequel serait le siège de la fluxion inflammatoire.

Les vapeurs aqueuses, très douces, sont d'une utilité incontestable pour porter remède aux phlegmasies des membranes muqueuses accessibles à l'action de ce moyen. Aussi les emploie-t-on très souvent contre l'inflammation du conduit auditif externe, des yeux, du vagin, de la matrice, du larynx, etc. On commence par la vapeur dégagée des plantes émollientes, telles que les fleurs de mauve ou de bourrache; puis, on passe aux vapeurs rendues résolutives par les principes enlevés au sureau ou à la camomille; enfin, dans une troisième période, il faut diriger sur l'endroit malade des vapeurs toniques et stimulantes.

Des inflammations chroniques du poumon, du foie, de la matrice, de l'estomac, etc., ont été guéries par le médecin lyonnais, au moyen de la vapeur, secondée par les frictions et le massage, et il en cite de nombreuses observations. C'est, en effet, dans les maladies de cette nature que la vapeur est et doit être d'un usage plus général.

Les médecins de tous les pays proclament, d'une voix unanime, les vertus de la vapeur dans les affections rhumatismales. Aussi, c'est contre les rhumatismes que j'en ai vu faire l'application la plus fréquente et la plus heureuse. Elle peut guérir tous les rhumatismes, généraux ou partiels, musculaires ou articulaires, aigus ou chroniques, pourvu qu'ils ne soient pas accompagnés d'une fièvre trop forte; car, alors, ils exigeraient un traitement antiphlogistique énergique, à la tête duquel se trouvent naturellement placées les émissions sanguines.

Quand le rhumatisme se montre rebelle à l'influence de la vapeur administrée en bains, dans des boîtes ou dans une étuve, il faut l'attaquer par les douches, dont l'action est plus excitante et plus révulsive. On doit toujours continuer l'usage de la vapeur, pendant plusieurs jours, après la disparition complète du rhumatisme, dans la crainte, toujours fondée, qu'il ne reparaisse bientôt.

J'ai vu les douches de vapeur faire des merveilles lorsqu'on les dirigeait contre le lombago, la sciatique, les points pleurodyniques, le torticolis, surtout quand ces différentes affections n'étaient pas très anciennes et reconnaissaient pour cause un refroidissement local occasionné par l'humidité ou quelque courant d'air froid.

Dans le traitement des affections goutteuses, l'administration de la vapeur est ordinairement suivie de bons résultats. On a souvent remarqué que, dans ces maladies, une sueur abondante terminait les accès. La conduite du praticien est naturellement tracée d'après ce fait d'observation clinique. En provoquant de copieuses transpirations par l'emploi de la vapeur, non seulement on imite la nature, mais on produit encore un effet révulsif général, en appelant à la périphérie, le mouvement fluxionnaire établi sur le point plus ou moins circonscrit où s'est fixé le principe goutteux.

La plupart des maladies nommées vulgairement *laits répandus*, telles que les douleurs rhumatismales ou nerveuses, les engorgements glanduleux qui se manifestent chez beaucoup de femmes, plus ou moins longtemps après leurs couches, cèdent ordinairement à un traitement par la vapeur et les fumigations, dont l'énergie doit être proportionnée à la violence et à la tenacité des symptômes morbides.

L'hydropisie qui a son siège dans le crâne, dans le canal vertébral, la poitrine, le bas-ventre, les articulations, les ovaires, le tissu cellulaire, et que, pour cette raison, on a désignée sous les noms d'hydrocéphale, d'hydrorachis, d'hydrothorax, d'ascite, d'hydrocèle, d'hydarthrose, d'hydropisie enkystée, enfin, d'œdème ou d'anasarque, suivant l'étendue de l'infiltration séreuse, l'hydropisie, dis-je, trouve, dans la vapeur et la méthode fumigatoire tout entière, des secours inespérés pour réveiller, pour activer les fonctions de la peau et rétablir l'exhalation cutanée ordinairement suspendue dans ces différents états pathologiques. M. Itard s'exprime ainsi sur ce sujet dans le *Dictionnaire des sciences médicales :* « Dans l'état d'inertie où est la peau, les relations sympathiques avec l'estomac sont rompues. Ce n'est donc pas par cet organe qu'on peut agir sur celui de la transpiration : il faut le stimuler directement par des applications immédiates. Les moyens qui peuvent remplir ce but sont les bains de vapeurs, les fumigations acéteuses, l'étuve sèche, etc.... C'est une remarque à faire, que le petit nombre des guérisons opérées par les sueurs et consignées dans nos recueils, n'ont été obtenues que par des médications cutanées. Langius, Rivière, Boerhaave, nous en offrent des exemples. Dampierre rapporte avoir été guéri d'une hydropisie, en Californie, d'après un procédé usité dans le pays, et qui consiste à faire couvrir le corps de sable chauffé au soleil, et à se mettre au lit où l'on sue abondamment. On a quelquefois dissipé des hydrocèles commençantes, et j'y ai moi-même réussi une fois par des fumigations acéteuses dirigées vers les bourses, et qui provoquèrent dans cette partie une sueur abondante. Le docteur Weber assure avoir guéri quatre hydropiques sur cinq qu'il a traités, en les exposant à la vapeur de l'eau bouillante et de quelques poignées de fourmis (1) jetées dans ce liquide avec le sable qui les contient. Le docteur Harcke a fait l'épreuve de cette méthode, et en a obtenu à peu près les mêmes résultats. Ce médecin assure avoir également retiré de bons effets des vaporisations aromatiques administrées deux fois par jour pendant deux heures. »

J'ai traité avec succès un bon nombre de malades affectés, les uns, d'hydropisie de l'articulation du genou déjà fort ancienne, les autres, de gonflement œdémateux des pieds et de la partie inférieure des jambes. Chez les premiers, après une application de vésicatoires volants, je me suis merveilleusement trouvé de l'administration des douches de vapeurs aromatiques dirigées sur l'articulation malade ; chez les autres, des

(1) En 1670, Samuel Fischer a découvert, dans ces insectes, un acide liquide, incolore, d'une odeur piquante, d'une saveur aigre, dont l'action sur les tissus vivants serait, d'après ses observations, hors de doute, mais que je crois cependant susceptible d'être remplacé avec avantage par l'acide acétique.

bains locaux de vapeurs rendues toniques et stimulantes par les principes empruntés aux plantes de la famille des labiées, m'ont toujours réussi quand la maladie n'était occasionnée que par un état d'atonie du système lymphatique, et nullement par une affection organique sérieuse.

Je procède d'habitude par des frictions avec l'eau de Cologne ou de mélisse faites, matin et soir, sur les parties œdémateuses, et ce n'est qu'après m'être assuré de leur inefficacité que j'ai recours à la vapeur, qui, dans ce cas, se montre rarement infidèle. J'ai obtenu des résultats semblables, mais moins prompts, sans me servir d'aucun appareil, au moyen d'une décoction de plantes aromatiques (sauge, mélisse, thym, lavande, etc.) que l'on verse bouillante dans un vase sur lequel on expose les pieds, afin qu'ils soient en contact immédiat avec la vapeur qui s'en dégage, ayant bien soin toutefois d'envelopper les extrémités inférieures d'une couverture de laine, afin que le médicament topique fumigatoire ne s'adresse qu'aux parties lésées. Ce moyen est moins dispendieux et convient, par conséquent, à la grande majorité des malades.

Dans les maladies de la peau, qui sont si nombreuses, la vapeur produit les plus heureux effets. Il est peu d'affections cutanées chroniques pour lesquelles on n'y ait pas recours.

On l'a également employée contre les éruptions aiguës. Souvent ces affections se lient à des inflammations gastro-intestinales ou pulmonaires, qui diminuent d'intensité lorsque l'éruption s'établit régulièrement. C'est donc dans un but de révulsion que, dans cette circonstance, la vapeur doit être utilisée.

Dans les affections squammeuses, la vapeur a pour objet de ramollir et de faire tomber les croûtes, de stimuler la vitalité de la peau et de la ramener à son état normal. Dans beaucoup d'affections de la peau, la vapeur constitue la médication principale. Souvent on l'emploie seule ; quelquefois on l'alterne avec les bains sulfureux ou alcalins. La vapeur, rendue tonique et excitante, non seulement par son passage à travers un récipient chargé de plantes aromatiques, mais aussi par sa précieuse combinaison avec le massage, est un auxiliaire efficace dans le traitement des maladies scrofuleuses ou rachitiques.

Les scrofuleux dont la constitution est en outre entachée du virus syphilitique, peuvent en obtenir de bons effets, même lorsqu'ils se sont montrés réfractaires (chose assez commune) à l'action des médicaments spécifiques.

Dans les coliques métalliques, les tremblements nerveux et les paralysies occasionnés par une trop grande absorption de mercure ou d'oxyde de plomb, comme cela se voit fréquemment chez les ouvriers qui emploient ces métaux, la vapeur devient le plus puissant agent de la guérison, en éliminant par la transpiration les molécules métalliques, dont la présence surabondante dans l'économie occasionne de si fâcheux accidents.

Parmi les médicaments que l'on réduit en vapeur pour être administrés sous forme de bain, le soufre et le cinabre sont le plus communément employés. L'administration de ces bains, si fréquente dans les hôpitaux spéciaux et aux Néothermes, m'a permis d'en vérifier suffisamment les heureux résultats. Mais c'est surtout contre les maladies de peau de nature vénérienne, que le cinabre ou sulfure de mercure m'a frappé par sa merveilleuse et prompte efficacité. Nul doute que la rapidité des effets de ces fumigations sur la peau, quand le principe virulent y a développé les symptômes de la maladie, est due bien plutôt à l'action topique de la préparation mercurielle qu'à son absorption et à son passage dans le torrent de la circulation ; car l'expérience m'a prouvé que des maladies de ce genre, qui avaient opiniâtrement résisté à l'influence de traitements habilement ordonnés et consciencieusement suivis, avaient cédé complètement après la deuxième, la troisième et la quatrième fumigation.

Quarante fumigations environ de ce sel, aidées de tisanes et sirops dépuratifs et sudorifiques, telles que le sirop de Cuisinier, le rob de Laffecteur, la tisane de Pollini, de Zittmann, d'Arnouts, de Feltz, etc., formaient le complément du traitement de ces maladies, que je n'ai jamais vu récidiver, d'autant plus que les fumigations avaient été toujours précédées d'un traitement interne complet.

—

L'administration de l'*Etablissement des bains et douches de vapeurs à domicile de la rue Montmartre* a publié, il y a un an, sur les différentes substances médicamenteuses introduites dans la vapeur, et sur les avantages qu'on en a retirés dans un grand nombre de maladies, une notice curieuse sous un point de vue pratique. La prodigieuse clientèle de cette maison, la vaste expérience de ceux qui la dirigent, nous imposent le devoir de rapporter ici ce compte-rendu, qui fut adressé, en 1843, aux principaux médecins de Paris. Mes lecteurs ne me sauront pas mauvais gré, je l'espère, de prolonger leur attention sur une méthode de traitement que je considère, à bon droit, comme une mine dont le génie médical a souvent méconnu l'importance et trop négligé l'exploitation.

## BAINS ET DOUCHES DE VAPEURS MÉDICAMENTEUSES APPLIQUÉES AU TRAITEMENT DES MALADIES.

*Maladies particulières dans lesquelles ce traitement a été mis en usage.*

Si le corps est plongé pendant quinze ou vingt minutes dans la vapeur chargée d'un arôme quelconque, cet arôme se conserve dans le tissu de la peau et s'en exhale pendant plusieurs jours. Si la substance traversée par la vapeur n'est que peu ou point aromatique, mais seulement sapide, la saveur spéciale de la substance est déposée sur la peau. C'est ainsi qu'on retrouve et qu'on constate aisément sur l'enveloppe cutanée la saveur amère, la saveur acide, la saveur salée, après l'usage de bains de vapeurs renfermant des principes amers, acides, salés.

Ce n'est donc point seulement le principe aromatique, volatil, mais tous les principes sapides, virtuels, de cette même substance, que la vapeur pénètre, divise, dissout, enlève et dépose à l'orifice béant, aspirateur de nos vaisseaux absorbants, qui les entraînent et les versent, à leur tour, dans le torrent de la circulation.

Tel est sur ce sujet le résultat de notre longue expérience, que nous considérons comme un fait désormais acquis à la science, que toutes les substances de la matière médicale, à éléments solubles, aromatiques ou non, peuvent être introduites dans l'économie par voie endermique, à des doses considérables, au moyen de la vapeur chargée des principes de ces substances.

Nous exposons simplement ici le fait, laissant à MM. les médecins à en tirer les conséquences qu'il leur paraîtra renfermer. Nous allons leur faire connaître les substances médicamenteuses qui ont été administrées en vapeurs par quelques praticiens, avec de remarquables succès, ainsi que les cas pathologiques auxquels elles ont été adressées.

### Iode, iodure de potassium.

Des tumeurs scrofuleuses énormes, des engorgements lymphatiques ganglionnaires, cellulaires, fort anciens et jusque-là réfractaires, ont cédé sous l'action des douches de vapeurs iodurées.

### Iode avec extrait de ciguë, opium.

Des tumeurs cancéreuses avec ou sans ulcérations, ont été converties et résolues sous l'influence des douches de vapeurs dans lesquelles les extraits de ciguë, d'opium, de belladone, etc., étaient associés à l'iode.

### Iodure de fer, eau de boule de Nanci.

Ce médicament a été administré en bains de vapeurs, avec un notable succès, dans le traitement de la chlorose et de l'aménorrhée ; dans la diminution ou la suppression du flux menstruel par suite d'affections chroniques des viscères abdominaux.

### Varechs.

Nous avons fréquemment administré des bains de vapeurs aux varechs assaisonnés d'hydrochlorate de soude, à des enfants faibles, lymphatiques, scrofuleux, rachitiques.

Ces bains nous ont été souvent demandés pour seconder l'action des traitements orthopédiques.

### Cyanures.

Ont été employés en bains et en douches de vapeur dans certaines maladies de la peau.

Quelques médecins ont prescrit à leurs malades de respirer chaque jour, pendant quelques minutes, dans un nuage de vapeur médicamenteuse, pour le traitement des maladies des voies de la respiration et de la circulation. C'est ainsi que nous avons fait respirer des malades affectés de coqueluche, d'asthme, d'angine de poitrine, de bronchite nerveuse, dans des flots de vapeurs cyanhydriques ; ou bien dans d'autres circonstances, nous les environnions d'une atmosphère de vapeurs émollientes, éthérées, opiacées, belladonées, digitalées.

### Chlorure de baryum, calcium.

En bains, en douche de vapeurs dans certaines affections scrofuleuses.

### Sulfures de potasse, de soude.

En bains et douches de vapeurs contre les dartres, les scrofules, les rhumatismes ; en vapeurs respirées contre le croup, les coqueluches opiniâtres.

### Mercure, cyanure, nitrate, acétate.

Ont été administrés en bains et douches de vapeurs dans le traitement des syphilides et autres affections cutanées graves ; dans les exostoses, les tumeurs blanches, les engorgements du foie.

Ammoniaque, carbonate, acétate, hydrochlorate, phosphore, éther phosphoré.

En bains de vapeurs dans les péritonites chroniques, ou bien pour rappeler ou produire une irritation éruptive de la peau, dans les péritonites qui succèdent souvent aux rougeoles, aux scarlatines. Les vapeurs ammoniacales ont encore été respirées dans les cas de croup et de convulsions chez les enfants.

**Assa-fetida, camphre.**

En respiration dans l'angine striduleuse.

**Baumes de Tolu, du Pérou, benjoin, myrrhe.**

En vapeurs respirées dans les maladies chroniques des voies aériennes.

**Goudron.**

En bain de vapeurs dans le traitement de la gale et de quelques autres maladies de la peau; en vapeurs respirées dans les maladies de poitrine.

**Scille, digitale, colchique.**

En bains et douches de vapeurs dans les affections goutteuses et rhumatismales; dans les hydropisies.

**Acide sulfurique.**

Nous avons administré des bains de vapeurs chargés d'acide sulfurique pour des cas d'affections prurigineuses et pustuleuses. Ces mêmes vapeurs nous ont été demandées en bains dans des cas de coliques saturnines.

Tels sont les cas pathologiques dans lesquels ces substances médicamenteuses ont été employées sous forme de vapeurs, avec un résultat si favorable et si décisif, que nous avons cru devoir vous le signaler, monsieur, afin que, soumise à vos propres lumières, à vos expérimentations spéciales, cette puissante ressource médicale prenne dans la thérapeutique la place qu'elle doit y occuper.

Cette forme nouvelle de présenter à nos organes un principe médicamenteux, offre à MM. les médecins des moyens faciles de mêler ces mêmes médicaments entre eux pour en augmenter l'activité, de les combiner par 2, par 3, selon leurs vues thérapeutiques.

On porte en général à des doses considérables les médicaments que l'on veut faire pénétrer dans l'économie, au moyen des applications topiques ordinaires : on sait que par cette voie la peau absorbe si peu, que l'on ne risque rien de leur présenter beaucoup. Mais si l'on donne au médicament la vapeur pour véhicule, il convient d'être plus réservé dans la détermination de la dose, plus circonspect dans l'administration, parce que l'absorption médicamenteuse devient très énergique sous l'influence de la vapeur. Nous avons vu plusieurs fois MM. les médecins obligés de suspendre des douches de vapeur iodurées pour faire cesser une surexcitation générale causée par l'absorption du médicament. Puis, quand la sensibilité générale et la sensibilité locale étaient revenues à leur type à peu près normal, ils faisaient administrer de nouveau la douche de vapeurs médicamenteuses, mais à une dose plus faible et en faisant alterner une douche émolliente avec la douche médicamenteuse. Ils accoutumaient ainsi, progressivement, les tissus à la tolérance du médicament.

La formule par laquelle nous avons vu commencer assez généralement MM. les médecins, est celle-ci :

Iode . . . . . . . . . . . . . 1 gramme.
Iodure de potassium . . . . . 2
Vaporisez et douchez pendant dix, quinze, vingt ou trente minutes.

Lorsqu'ils voulaient associer la ciguë à l'iode, ils prescrivaient d'introduire une poignée de tiges et feuilles fraîches de la plante dans la cassolette-douche en même temps que l'iode, ou bien l'extrait non dépuré de la plante à la dose d'un gramme.

Les vapeurs médicamenteuses, destinées à être introduites dans les voies pulmonaires par la respiration, doivent être dosées plus faiblement. Les vapeurs cyanhydriques surtout doivent être composées et administrées avec la plus grande circonspection. Nous possédons des formules qui ont été appliquées nombre de fois, et qui nous donnent toute la sécurité désirable dans l'emploi de ces héroïques médicaments.

La durée des douches de vapeurs varie entre 10 et

30 minutes. La tolérance médicamenteuse de nos tissus s'établit autant par la durée de la douche que par la dose du médicament. Ces deux circonstances doivent toujours faire partie de la prescription du médecin, et n'être jamais abandonnées à l'arbitraire d'un malade. Dans la douche la température de la vapeur doit être telle, qu'elle produise sur les parties qu'elle frappe *une sensation agréable de chaleur onctueuse*. L'absorption du médicament est à la condition de cette sensation. Si la douche est trop chaude, elle détermine, au contraire, une sensation de chaleur sèche, de constriction à la peau qui empêche toute absorption.

La durée des bains de vapeur varie de 15 à 40 minutes. Le degré de la température doit être celui qui fait sentir la chaleur douce, onctueuse dont nous venons de parler; il varie, chez divers individus, entre 30 et 34 degrés Réaumur. Mais combien de fois n'avons-nous pas vu des malades, dans l'espoir d'une guérison plus rapide, contraindre nos baigneuses à élever la température de leur bain jusqu'à 40 degrés! Sous cette excessive chaleur la peau devenait rouge, brûlante, *sèche;* les organes parenchymateux se congestaient, et les malades, plus souffrants qu'avant le bain, témoignaient leur surprise de ne sentir à la peau aucune transpiration, même aucune moiteur. Nous ne pouvons trop le répéter, les bains de vapeur simples ou médicamenteux, de même que les douches ne procureront aux malades les bienfaits de leur application que lorsque leur température et leur durée seront rigoureusement renfermées dans les limites que nous venons d'indiquer.

## Exposé de l'Hydrothérapie.

### MÉTHODE RATIONNELLE DE TRAITEMENT PAR LA SUEUR, L'EAU FROIDE, LE RÉGIME ET L'EXERCICE.

L'hydrothérapie, ou hydro-sudo-pathie, est l'art de guérir les maladies par l'eau et par la sueur. Loin d'être nouvelle, cette médication doit être contemporaine des premiers âges du monde, tant elle trouve sa source dans les instincts naturels de l'homme. Toutes les écoles médicales l'ont reconnue et pratiquée dans des limites plus ou moins étendues. Depuis des siècles innombrables, le précepte de faire suer existe ; il est encore dans toute sa puissance, et, comme toute vérité, il est impérissable. Mais si la sueur, excitée dans le but de chasser les maladies, est une méthode ancienne, la manière de la provoquer, à l'aide de l'eau froide, appartient à notre époque, et l'honneur de l'invention en revient tout entier à un simple paysan, habitant du hameau de Grœfenberg, situé sur les confins de la Silésie autrichienne. C'est, en effet, à Priesnitz, à cet homme illettré et étranger aux études médicales, mais doué d'un génie d'observation extraordinaire, que l'humanité est redevable d'une méthode curative sim-

ple, rationnelle et peu dispendieuse, connue aujour-
d'hui, dans toute l'Europe, sous le nom de son auteur.

L'eau froide, administrée intérieurement et exté-
rieurement, la sueur, l'exercice et le régime, tels sont
les éléments qui la composent, et que le génie de cet
homme a su faire servir, depuis quinze ans, à la guérison d'une foule de maladies réputées incurables.

La sueur est considérée par lui comme l'agent principal de la médication, et l'on doit lui savoir gré d'a-
voir prouvé que la peau était la voie sécrétoire la plus
favorable à l'expulsion des principes morbides ; celle ,
en d'autres termes, à laquelle il convenait de donner la
préférence.

Priesnitz, ne voyant dans sa théorie médicale que
des humeurs peccantes, des sucs bons ou mauvais, devait naturellement être conduit à envisager la sueur
comme le meilleur et le plus sûr moyen d'en débarrasser l'économie. Les médecins hydrothérapistes, qui in-
voquent les forces vitales, et qui ne voient dans les
maladies que l'augmentation ou l'affaiblissement de
l'activité des organes, se rendent parfaitement compte
de l'heureux effet qui doit suivre la surexcitation des
fonctions de la peau. On ne peut néanmoins, par cette
médication, guérir toutes les maladies; et, quoique des
faits authentiques témoignent de son efficacité incontestable dans quelques maladies inflammatoires aiguës, c'est évidemment contre les affections chroniques

qu'elle doit être dirigée, et qu'elle a, en effet, surtout entre les mains de Priesnitz, donné des résultats surprenants. C'est donc à tort qu'un enthousiasme aveugle a voulu faire une panacée d'un moyen qui, pour être efficace, réclame, de la part du médecin, beaucoup de tact et d'habileté.

Comme tout ce qui blesse les intérêts, renverse les idées généralement reçues, et suscite la jalousie, l'hydrothérapie devait, à son berceau, rencontrer une foule d'obstacles qu'elle a su vaincre par une puissance de vitalité que rien n'a pu réprimer. Priesnitz avait déjà, quoique très jeune, guéri quelques blessures avec de l'eau froide, lorsqu'un accident lui permit d'en faire sur lui-même l'application, et d'en obtenir une guérison prompte et inespérée. Un violent coup de pied de cheval, reçu au visage, pendant la rentrée des foins, le renversa sous la roue d'un charriot : il fut relevé sans connaissance ayant deux côtes brisées. Appelé près de lui, un chirurgien de la ville de Freyvaldau, voisine de Grœfenberg, déclara qu'il pourrait guérir, mais qu'il fallait qu'il renonçât pour toujours à toute espèce de travail. Mécontent d'un jugement aussi sévère, Priesnitz se mit en devoir de se guérir lui-même. Il commença par remettre en place ses deux côtes fracturées, au moyen d'une forte inspiration propre à enfler la cage de la poitrine, et d'une pression de bas en haut, exercée sur le bas-ventre appuyé contre une chaise. Ayant parfaitement réussi, par cette opération douloureuse, à replacer les côtes dans leur direction naturelle, il fit appliquer des serviettes mouillées sur les parties souffrantes, but beaucoup d'eau froide et observa la diète et le repos. Dix jours après, il sortait, et, au bout d'un an, il reprit ses travaux. Cette cure fit grand bruit dans le hameau et les environs ; et bientôt Priesnitz se vit consulter par des malades sur lesquels il essaya le même traitement avec un succès qui tournait, chaque jour, au profit de sa réputation. Jaloux d'une renommée humiliante pour eux, les médecins du voisinage l'attaquèrent devant les tribunaux comme exerçant illégalement la médecine : il gagna son procès. En l'acquittant, les juges pensèrent que ce n'était pas pratiquer la médecine, que de donner à ses semblables le conseil de boire de l'eau, de suer, d'être sobre et de faire de l'exercice. Dès lors, il continua paisiblement à traiter les riches et les pauvres qui se présentèrent à lui en foule, et acquit ainsi une expérience consommée dans l'administration de l'eau froide, et dans la connaissance des maladies susceptibles d'être traitées efficacement par cette méthode. Son père tenait une auberge dans le hameau, et c'est là qu'il dirigeait le traitement. Sa réputation n'avait pas encore franchi les monts neigeux de la Silésie, lorsque le professeur OErtel commença, en 1835, à la répandre, par ses écrits, dans toute l'Allemagne. D'autres écrivains, tels que Brand, Kreber, Kurtz, Dœring, Harnwisch, etc., continuèrent cette œuvre de propagande. Plusieurs gouvernements envoyèrent des médecins à Grœfenberg, pour étudier le traitement, et lui rendre compte de leur opinion sur cette nouvelle méthode curative. Sur un de ces rapports, l'Autriche mit Grœfenberg au nombre des bains privilégiés de l'Empire, et accorda à Priesnitz le droit de traiter sans contrôle, tous les malades qui se présenteraient à lui. A dater de ce moment, des établissements hydrothérapiques surgirent de tous côtés, en Autriche, en Bohême, en Prusse, dans la Moravie, le Tyrol, la Bavière, la Saxe, la Suisse et dans une foule de principautés.

Citons quelques passages du rapport de M. Scoutetten, chirurgien en chef de l'Hôpital militaire d'instruction de Strasbourg, adressé à M. le ministre de la guerre, en 1843.

« Aujourd'hui Grœfenberg est devenu l'hôpital des incurables du monde entier. J'y ai vu des malades venus de St.-Pétersbourg, de Moscou et de Paris, de Londres et de Philadelphie, d'Astracan et de Constantinople ; Vienne, Berlin, Varsovie, toute l'Allemagne, la Hongrie, fournissent aussi leur contingent.

« Il n'en est point de Grœfenberg comme des eaux minérales en réputation de la France et de l'Allemagne, où on se rend très souvent par ton, par entraînement ou pour y chercher de la distraction : à Grœfenberg, tout est sérieux ; la vie y est rude et les plaisirs très rares. On ne se décide à ce voyage qu'après avoir épuisé toutes les ressources ordinaires de la médecine ;

car, dans ce pays, étranger à la civilisation des villes, le confortable y est inconnu et le nécessaire est très difficile à se procurer. Malgré ces inconvénients, Grœfenberg reçoit une foule de personnages de la plus haute distinction : cette année y a vu le prince de Nassau, le prince de Lichteinstein, la tante du roi de Prusse, la princesse Sapieha, la princesse Gortscha-koff, le fils du duc de Sussex, oncle de la reine d'An-gleterre, des magnats de Hongrie, des grands de Va-lachie, puis une foule de baronnes, de comtesses, de tout âge et de tout pays. »

Voici maintenant les conclusions de ce rapport :

« 1° L'hydrothérapie ne peut être présentée comme un remède universel; il y a des maladies où elle est inutile, d'autres où elle peut être nuisible;

« 2° Cependant les guérisons nombreuses et durables, opérées sur une foule d'hommes intelligents et impar-tiaux, recommandent sérieusement ce moyen théra-peutique à l'attention publique;

« 3° L'hydrothérapie exerce sur l'hygiène publique en Allemagne, une influence incontestable;

« 4° Il serait désirable, dans l'intérêt de l'humanité et du progrès des sciences médicales, que la démons-tration des formes et des ressources de l'hydrothérapie fût faite à Paris, en présence de médecins habiles. »

A l'hôpital St.-Louis, MM. Devergie et Gibert ont, depuis plusieurs années, réuni l'hydrothérapie aux autres ressources de ce magnifique établissement. Les maisons de Tivoli et des Néothermes renferment, dans le corps de bâtiment des bains, un matériel organisé pour le traitement des malades par la méthode de Priesnitz, et les médecins les plus célèbres de Paris y ont recours dans les cas qui leur paraissent réclamer l'emploi de cette médication, désormais l'une des branches essentielles de la thérapeutique des maladies chroniques. Il existe aux Thernes, à Auteuil, à Neuilly, à Pont-à-Mousson, des établissements hydriatiques qui obtiennent chaque jour une importance plus grande.

Les meilleures conditions de succès d'une maison destinée au traitement hydrothérapique sont une exposition agréable dans un lieu élevé, un air vif et salubre, et, par dessus tout, une eau pure et limpide, comme on ne la voit guère que dans certains pays de montagnes favorisés. C'est, sans doute, à la réunion si heureuse de toutes ces conditions que Græfenberg doit sa réputation, et Priesnitz, une bonne partie de ses cures merveilleuses.

Abordons maintenant la partie la plus intéressante de notre sujet, c'est à dire, les procédés dont se compose la médecine hydriatique.

## 1° DE LA SUEUR.

Il paraît hors de doute que les sueurs abondantes, provoquées par la méthode de Priesnitz, ne sont accompagnées d'aucune surexcitation des systèmes nerveux et vasculaires, ainsi que des organes respiratoires, comme on le voit lorsque la transpiration est due au mouvement ou aux médicaments sudorifiques. Cette circonstance physiologique explique le défaut d'épuisement qui semblerait naturellement comporter des pertes aussi abondantes, et la facilité de revenir si souvent et si longtemps à la même médication sans diminution de force ni d'embonpoint.

« La transpiration, a dit le docteur Vertheim, est la modification la plus importante du traitement hydrothérapique. Ceux-là seuls en sont exempts, qui n'ont qu'une affection locale, qui se trouvent dans la première période d'une affection inflammatoire, qui n'ont jamais offert de symptômes annonçant une dyscrasie quelconque. »

Voici maintenant de quelle manière on procède, d'après le professeur Munde (1), pour exciter la transpiration à Grœfenberg et dans tous les autres établissements hydriatiques d'Allemagne : « Le malade est enfermé nu dans une épaisse couverture de laine, les jambes étendues et les bras appliqués le long du corps. C'est un véritable maillot qui l'enveloppe hermétiquement. Pour que la chaleur qui doit se développer ne puisse s'échapper par aucune issue, il faut soigneusement relever la couverture par dessus les pieds ; on y comprend aussi la tête, à l'exception de la face, et on ne la laisse entièrement libre qu'aux personnes qui sont su-

(1) Traduction du docteur Bigat.

jettes aux congestions du sang vers cette partie du corps. La couverture étant ainsi roulée autour du malade, on la fixe avec des bandes placées d'avance sous lui. C'est de cette position que j'ai dit qu'elle est insupportable. On conçoit ce que fait éprouver de malaise une telle concentration de chaleur autour de soi : cependant, c'est elle qui détermine la sueur sans le secours d'aucun remède interne. Le séjour dans ce maillot est plus ou moins long suivant que le sujet a plus ou moins de facilité pour suer. Je ne dois pas oublier de dire qu'avant d'emmaillotter le malade, on lui passe un urinoir entre les cuisses, et que, s'il porte quelque affection locale, on applique sur la partie souffrante un linge imbibé d'eau froide, auquel est fixé un cordon qui permet de le retirer et de le replacer sans dérouler la couverture.

« Ainsi empaqueté, le malade est libre de veiller ou de dormir, jusqu'à ce que la sueur éclate, ce qui arrive rarement avant une heure et souvent plus tard. Le moyen de la déterminer plus promptement est de faire tout le mouvement que permet la position gênée où l'on se trouve.

« Dès que la sueur commence à sortir, on ouvre la fenêtre, et on fait boire, tous les quarts d'heure ou toutes les demi-heures, un verre d'eau froide. C'est alors que l'on voit la sueur percer le lit, et couler même sur le plancher. On en recueille quelquefois plusieurs livres dans des vases placés à cet effet sous la couchette.

« Lorsque, pendant la sueur, la tête s'échauffe, mal-gré l'abondante boisson d'eau froide, ce symptôme in-dique qu'il est temps de quitter le maillot. Cependant, si l'on croit nécessaire de faire suer plus longtemps encore, on rafraîchit la tête avec des linges trempés dans l'eau froide, ce qui réussit toujours. La durée de la sueur ne peut être déterminée. Elle varie suivant les individualités. Elle n'est jamais de moins d'une heure, et jamais non plus ne dure au delà de trois à quatre. Il est des malades qui suent deux fois par jour, d'abord à quatre heures du matin, puis à la même heure après dîner. »

« La sueur acquiert, suivant Priesnitz et ses disciples, des caractères particuliers ; elle entraîne avec elle, dit-il, les principes délétères qui étaient mêlés aux hu-meurs des malades et entretenaient le mal dont ils souffraient.

Quelques malades trop irritables ne peuvent sup-porter l'application immédiate de la laine sur la peau. Outre l'impossibilité de suer, il en résulte un malaise et même une excitation inquiétante.

Dans ce cas, le malade est enveloppé dans un drap mouillé et bien exprimé : la température de l'eau varie suivant les circonstances ; on n'arrive que progressive-ment à entourer le malade d'un drap mouillé tout-à-fait froid. Mais, il faut le dire, la chaleur du drap s'évapore presque complètement pendant l'emmaillottement. On applique un second maillot formé d'une bonne couverture de laine, on recouvre le malade d'un plumon. Les choses se passent dès lors comme pour ceux qui subissent le maillot de laine seul.

« Dès qu'on veut cesser de suer, dit encore le professeur Munde, on se fait démailloter, et, s'enveloppant de sa couverture ou d'un manteau, on se rend au bain placé à quelque distance. Pendant le trajet il faut soigneusement abriter de l'air froid le corps ruisselant de sueur. Arrivé au bain, on se mouille d'abord la tête et la poitrine, puis on se jette dans l'eau.

« La méthode curative de Priesnitz est diamétralement en opposition avec la théorie qui défend d'exposer un corps échauffé et couvert de sueur à l'impression du froid. Cependant les deux théories sont également fondées. Les médecins ont raison de prémunir contre l'influence du froid un corps échauffé par le mouvement ou stimulé par des sudorifiques ; car une grande maladie, la mort même, pourraient être le prix de cette imprudence. A Grœfenberg, les organes de la circulation et de la respiration n'ont reçu aucune impulsion ni par le mouvement, ni par des remèdes : il sont dans un repos parfait. De plus, ce n'est point avec un froid sec, c'est à dire, avec l'air froid qu'on met la peau en contact. Autre est l'action de l'eau froide sur le corps en transpiration. Elle exerce sur la peau une irritation que l'on ne peut attendre de l'air auquel nous sommes constamment exposés. Cette espèce d'irritation détermine la réaction productrice de la chaleur, qui ne se développe pas dans un milieu sec et froid. Quelle autre cause pourrait-on assigner à la vive rougeur que la peau présente après chaque bain, chez tous les individus pourvus d'assez de force vitale pour produire une réaction si énergique. Cette rougeur, qui succède au bain ainsi qu'à la douche, est, pour le médecin comme pour le malade, une véritable pierre de touche ; elle donne au premier l'assurance que la force vitale peut lutter contre la maladie ; au second, l'espoir fondé de guérir. Suivant le plus ou le moins d'activité que montre la peau après le bain, on conjecture quelle pourra être la durée du traitement, et quelles sont les chances de succès.

« La sueur qui précède le bain n'a pas seulement pour but de faire une forte impression sur la peau et d'y attirer les matières morbifiques : elle contribue encore à engendrer une chaleur plus intense dans l'organisme, développement que le mouvement et la température élevée de l'appartement ne pourraient opérer sans préjudice. Cette chaleur accrue joue un grand rôle dans le bain même. C'est à elle que le corps doit la faculté de soutenir plus longtemps l'impression de l'eau froide, impression qui accélère d'autant plus la cure, qu'elle est plus prolongée. On remarque aussi que les humeurs morbifiques se dirigent vers la peau d'autant plus sûrement, que l'action du froid extérieur et la réaction de l'organisme sont plus durables. Mais ce surplus de chaleur interne ne doit point être dépassé sous peine d'en éprouver un préjudice notable, c'est à dire, la raideur et la congélation. Le professeur OErtel a eu la franchise d'avouer qu'il avait eu à se repentir d'avoir tenu ses malades des heures entières dans le bain. »

Ces sueurs, excitées chaque jour, ne tardent pas à amener des phénomènes critiques, précurseurs de la guérison ou tout au moins d'une amélioration notable. La peau se couvre d'éruptions diverses, de sudamina, de furoncles ; quelquefois des abcès se forment et s'ouvrent d'eux-mêmes : ce sont autant d'émonctoires dont la nature se sert pour se débarrasser des levains morbides qui surchargent l'économie. C'est, en un mot, une vaste révulsion qui apporte à la peau les principes d'irritation fixés sur les organes de l'intérieur.

## 2° DE L'EAU FROIDE.

L'eau froide s'emploie à l'intérieur et à l'extérieur, c'est à dire, en boisson, bain, demi-bain, bain de tête, bain d'yeux, pédiluve, manuluve, ablutions, fomentations, douches, lavement, injections.

La mesure de la quantité d'eau qu'il faut boire est subordonnée aux forces digestives de chaque estomac. Priesnitz n'en fait boire que la quantité nécessaire pour ne pas être incommodé. Le professeur OErtel force les doses. A Græfenberg, on boit rarement moins de dix verres d'eau et plus de trente dans sa journée. On la consomme non seulement pendant les repas, mais encore dans les intervalles.

*Le bain* se prend dans un grand bassin qui a dix pieds de contour et quatre pieds et demi de profondeur. On s'y plonge le corps tout suant, malgré une température de cinq à six degrés, et on y séjourne depuis deux jusqu'à quatre minutes, en ayant soin d'y faire du mouvement, soit en se frottant les parties qui sont le siège de la maladie et même tout le corps, soit en nageant. Priesnitz recommande avec raison de sortir du bain avant le deuxième frisson, qui est un véritable accès fébrile.

*La douche* doit durer de cinq à quinze minutes. On n'arrive que par degrés à l'endurer pendant ce dernier laps de temps. Elle détermine une plus vive rougeur à la peau, et partant, une plus puissante réaction. Il faut également se soustraire à la douche avant l'apparition du deuxième frisson. C'est dans le but de l'éloigner et de faciliter la réaction que Priesnitz prescrit encore, dans ce cas, le mouvement et les frictions exécutées par le malade lui-même. La douche doit être promenée sur la nuque, la colonne vertébrale, et sur tous les endroits douloureux, excepté sur le creux de l'estomac.

Il y a plusieurs espèces de douches : la douche ordinaire descendante, latérale et ascendante ; la douche à ondes et la douche en pluie.

*Les demi-bains* se prennent dans une baignoire contenant environ vingt centimètres d'eau : on s'y place tout couvert de sueur au sortir du maillot, et, pendant six ou huit minutes qu'on doit y séjourner, on reçoit plusieurs seaux d'eau froide sur le corps.

Quelquefois le demi-bain est employé comme excitant et dans le but de faire naître de la fièvre ; il faut alors en prolonger la durée pendant plusieurs heures. Pour obtenir ce résultat, on se couvre toute la partie supérieure du corps et on ferme hermétiquement la baignoire, la tête restant seule à découvert. Le bain pris de cette manière amène des crises sous la forme d'abcès volumineux qui entraînent avec eux une amélioration marquée dans les symptômes de la maladie.

*Les bains de siége* froids jouent un grand rôle dans le traitement hydriatique. Priesnitz et ses imitateurs en font un immense usage, surtout dans les maladies du bas-ventre, de l'anus et des organes génitaux. Comme dans les demi-bains, on y séjourne quelques minutes seulement, lorsqu'on le prend comme tonique ; mais, quand c'est pour opérer une révulsion, comme cela est nécessaire pour les personnes prédisposées aux congestions cérébrales ou pulmonaires, il faut y rester des heures entières.

*Les bains de pied* sont aussi usités comme révulsifs. Priesnitz les ordonne pour des maux de gorge, de tête, etc., avec l'application simultanée sur les parties souffrantes, de compresses imbibées d'eau froide.

Le vase ne doit contenir que de 5 à 8 centimètres d'eau fraîche. L'indication est de frotter constamment les pieds l'un contre l'autre pendant toute la durée du bain pour activer la réaction. « Les bains de pied, dit l'auteur allemand déjà cité, sont le plus sûr moyen de faire cesser la sensibilité des pieds au froid. Les pédiluves chauds ne peuvent qu'affaiblir la peau de cette région du corps, et augmenter sa susceptibilité au refroidissement. »

Les *bains de tête* au moyen d'un vase placé à l'extrémité d'un matelas sur lequel on s'étend, sont souvent efficaces contre les douleurs rhumatismales fixées sur cette partie. On y plonge alternativement la nuque et les parties latérales de la tête. Ces bains doivent durer plus ou moins longtemps, et quand on croit devoir les prolonger, il est bon de renouveler l'eau à mesure qu'elle s'échauffe.

Les *ablutions* ne sont employées que chez les personnes qui ont de la fièvre ou une grande faiblesse. Elles se font en versant sur la tête, de l'eau qui retombe et couvre le corps : on pratique en même temps des frictions sur tous les endroits douloureux.

Les *fomentations* sont de deux espèces : les unes sont rafraîchissantes, les autres échauffantes ou stimulantes et révulsives. Les premières consistent dans l'application de linges trempés dans l'eau froide, qu'on renouvelle aussitôt qu'ils s'échauffent. On les emploie contre les blessures et contre les inflammations. Les autres s'administrent au moyen de compresses mouillées et fortement exprimées, qu'on recouvre d'une autre compresse sèche. On les renouvelle quand elles ont acquis une température égale à celle de la peau. Ce sont elles qui donnent principalement lieu à ces éruptions que fait naître ordinairement le traitement de l'eau. Priesnitz fait porter à beaucoup de malades une ceinture ainsi composée, pour faciliter leur digestion, quand la maladie a son siége dans les organes qui président à cette fonction.

Les lavemens froids employés contre la constipation, les injections dans les parties génitales, dans les oreilles ; les gargarismes, font encore partie de l'emploi extérieur de l'eau froide. Ainsi donc, sous ces différentes formes, nuancées à l'infini par le génie d'un homme étranger aux connaissances médicales, l'eau froide a acquis, comme médicament, un degré d'importance qu'elle n'avait jamais atteint jusqu'à nos jours.

### 3° DU RÉGIME.

Priesnitz recommande à ses malades de manger, et leur dit : « Plus vous mangerez, plus vous aurez de force pour guérir. » Cette prescription, généralement très-bien observée, quelquefois même dépassée par les malades, a été l'objet des critiques de presque tous les médecins qui ont visité Grœfenberg et les autres établissements destinés au traitement des maladies par l'eau. Ils s'accordent tous à trouver exagérée la quantité d'aliments dont on y fait usage. Il n'est cependant pas probable que Priesnitz, doué d'un sens si exquis ; d'une observation si judicieuse, qu'il semble avoir deviné les lois physiologiques qui régissent l'économie, ait cru devoir forcer les estomacs à fonctionner outre mesure. Dans son précepte alimentaire perce une préoccupation, un désir d'obtenir par une nutrition active des sucs réparateurs des forces et régénérateurs du sang.

« Le repas est frugal, dit M. Scoutteten : un plat de viande, des légumes, des fruits selon la saison, de l'eau en abondance, voilà tout le dîner. On varie les mets ; quant au nombre, il n'augmente que dans de rares occasions. Les aliments sont apprêtés avec une simplicité rustique qui serait intolérable dans les conditions ordinaires de la vie ; mais à Grœfenberg, la vigueur de l'appétit ne connaît pas d'obstacle, et ce qu'on y mange est effrayant. Priesnitz croit qu'il faut laisser aux malades toute liberté sous ce rapport. Cela me paraît une erreur, et plusieurs faits, dont j'ai été témoin, me confirment dans cette pensée. Sans doute, il ne faut pas imposer la diète à des gens qui mènent une vie active, qui, chaque jour, éprouvent des pertes considérables par la sueur et par le bain froid ; mais il faut éviter aussi que le foie, l'estomac et tous les organes de la digestion ne soient fatigués par le travail excessif qu'un appétit glouton leur impose. »

### 4° DE L'EXERCICE.

L'exercice est, on le comprend facilement, une des conditions essentielles du traitement. Comment, en effet, réagir contre l'application de l'eau froide sous tant de formes, et conserver au corps sa chaleur, sans un salutaire exercice? La promenade en plein air, quand le temps est beau, dans une salle non chauffée, quand il pleut; un travail corporel, comme celui de scier et de fendre du bois, sont tellement nécessaires après chaque bain, douche ou lotion, que les malades qui, par la nature de leur maladie, ne sont pas en état de s'y livrer, éprouvent un retard marqué dans leur guérison.

### Marche du traitement.

La marche du traitement n'est pas la même pour tous : elle varie suivant les constitutions, les âges, la nature et la durée des maladies. Sur plusieurs centaines de malades, il en est peu qui subissent la médication de l'eau froide d'une manière parfaitement identique. Cependant nous allons essayer d'en donner une idée par une description générale.

A quatre heures du matin en été, à cinq heures en hiver, le malade est réveillé et immédiatement emmailloté; il transpire, se plonge dans l'eau, s'essuie, s'habille à la hâte, et va se promener à grands pas sur la montagne. Cette promenade, pendant laquelle le malade doit boire six ou huit verres d'eau fraîche et pure, dure une heure.

A huit heures, le déjeuner est servi : il est d'une frugalité digne des temps primitifs ; il se compose d'un ou deux verres de lait froid et d'un morceau de pain bis : on peut redoubler si l'appétit l'exige. La promenade recommence après le déjeuner ; elle dure encore une heure. A onze heures ont lieu les frictions, les ablutions, les lotions, suivies d'exercice dans la chambre du malade. A une heure, on sert le dîner qui, à Grœfenberg, est d'une longueur singulière, à cause de la lenteur du service. — Après quoi la promenade recommence quelque temps qu'il fasse. Entre trois et quatre heures, on se rend à la douche. Après la douche, qui dure quelques minutes, le malade, bien essuyé, s'habille, remet sa ceinture abdominale, et marche à grands pas pour regagner son appartement. Il est libre jusqu'à sept heures et demie, heure du souper. Ce repas est la répétition du déjeuner, du pain bis et du lait froid. « Tel est, observe M. Scoutteten, le régime auquel sont soumis des hommes habitués au luxe de la civilisation : on rencontre bien, par intervalle, des caractères difficiles qui prétendent échapper à la règle commune, mais ils sont bientôt dominés par l'exemple de tout ce qui les entoure, et ils reviennent d'eux-mêmes lorsqu'ils ont compris que la plupart des maux qui affligent l'homme est la conséquence, et, en quelque sorte, la punition de l'abandon de la sobriété et du travail. »

On comprend aisément que l'ennui a peu de prise

sur des gens ainsi occupés du traitement de leur maladie, et qui en sont aussi religieusement observateurs. C'est pourquoi on ne remarque sur aucun visage l'abattement et le désespoir, compagnons ordinaires des maladies chroniques ; mais, au contraire, une gaîté, surtout pendant les repas, qui a frappé tous les voyageurs qui ont visité Grœfenberg.

Toutes les saisons de l'année sont favorables au traitement hydriatique. Cependant Priesnitz a remarqué que c'était pendant l'hiver que les cures les plus remarquables s'étaient opérées à Grœfenberg.

La durée du traitement ne peut être indiquée à l'avance. Elle varie suivant la force, la constitution, l'âge, le sexe du malade, la nature et l'ancienneté de la maladie. Un, deux et trois mois de traitement ont quelquefois suffi pour compléter la guérison de maladies ayant plusieurs années d'existence. Il n'est pas rare de voir à Grœfenberg des gens qui sont en traitement depuis huit, dix mois, un an. Beaucoup y restent au delà de l'époque de leur guérison, enchaînés par la reconnaissance ou par la crainte de voir leur santé s'altérer loin des lieux auxquels ils doivent son rétablissement.

Maladies susceptibles d'être soulagées ou guéries par l'hydrothérapie.

Dans les établissements hydrothérapiques d'Allemagne, on ne reçoit guère que les malades atteints d'affections chroniques. Cependant, la médecine hydriatique, de l'aveu de médecins recommandables, triomphe des maladies inflammatoires aiguës les plus graves, principalement de la fièvre typhoïde et des dyssenteries rebelles.

La goutte, la syphilis ancienne, les rhumatismes, les scrofules, les affections de l'abdomen, les troubles du système nerveux sans lésion organique, reconnaissent, d'après tous les auteurs, dans l'hydrothérapie, leur médication souveraine. Son efficacité, disent-ils, est moins grande, quoique manifeste, contre les maladies vénériennes récentes, les affections de la peau, les dartres, les maladies du cerveau et de la moelle épinière, les névralgies, etc. Elle échoue contre les maladies organiques avec dégénérescence ; mais son succès est presque certain dans le traitement des engorgements simples du foie, de la rate, des glandes rénales, de l'utérus, des ovaires, et contre les irritations chroniques de la vessie, et de toute la longueur du tube digestif.

Quoi qu'en disent les écrivains de l'hydrothérapie, la médecine hippocratique ordinaire ne peut se résoudre à l'adopter contre les inflammations aiguës. Elle possède un arsenal trop riche de moyens efficaces pour courir les chances d'une nouvelle méthode qui, outre les dangers qu'elle peut entraîner, n'a pas encore reçu du temps et de l'expérience une sanction suffisante.

Il n'en est pas de même des maladies chroniques ;

et je suis complétement d'avis d'employer l'hydrothérapie contre les affections de cette classe qui ont été
signalées par les auteurs, aussitôt que les médications
habituelles ne répondent plus à l'espoir du malade
et à l'attente du médecin.

M. le docteur Baldou, qui, le premier, s'est occupé d'hydrothérapie en France, a bien voulu nous communiquer les précieux documents qui suivent, fruits
de sa pratique et de son expérience personnelle, et
qu'on ne trouverait rapportés dans aucun ouvrage :

« Si on ne considérait l'hydrothérapie que dans ses
applications à chacune des maladies qui composent le
cadre nosographique, on ne ferait qu'une étude empi-
rique, qui, bien loin de satisfaire l'esprit du médecin
sérieux, d'entraîner la conviction, ne ferait que lui
rendre cette méthode suspecte de charlatanisme, et
l'empêcherait de fixer sur elle l'attention qu'elle mérite. Comment, disent encore aujourd'hui beaucoup de
personnes et surtout de médecins, avec un même traitement guérir la fièvre et la donner, calmer et tonifier, guérir les rhumatismes et la scarlatine, les congestions et les paraplégies? Je répondrai : étudiez
l'hydrothérapie sous le point de vue de la thérapeutique générale, c'est à dire, philosophique, sous le
point de vue des indications thérapeutiques qu'elle est

capable de remplir, et alors vous trouverez facilement la clef de ces prétendues contradictions, de ces apparentes exagérations ; vous saurez qu'au moyen des variations nombreuses que comporte l'application de chacun des agents de l'hydrothérapie, de ces agents combinés et associés entre eux, de ces agents associés aux autres agents thérapeutiques connus, on peut satisfaire à une grande partie des exigences pathologiques.

Nous allons donc examiner tour à tour les divers effets thérapeutiques, que l'on peut obtenir de l'hydrothérapie :

1° *Effet exphorétique, éliminateur, depuratif.*

2° *Effet stupéfiant, sédatif, calmant, antiphlogistique.*

3° *Effet tonique, excitant, irritant.*

4° *Effet double, tonique et calmant simultanément.*

5° *Effet dérivatif.*

6° *Effet résolutif et fondant.*

7° *Effet vomitif et purgatif.*

8° *Effet diurétique.*

9° *Effet sur le moral.*

1° *Effet éliminateur, exphorétique, dépuratif.* — Cet effet s'obtient par la sueur et par les mouvements critiques qui se produisent vers la peau et vers les autres organes d'excrétions.

Nous savons qu'au moyen de l'enveloppement des malades dans des couvertures de laine, tissu peu conducteur du calorique, on obtient une sueur aussi abondante et aussi prolongée qu'on le désire.

La sueur a toujours été considérée comme le moyen éliminatoire par excellence, et en ceci les médecins n'ont fait qu'imiter la nature. Cette action éliminatrice de la sueur est aidée par l'excitation que l'eau froide à l'intérieur et à l'extérieur, donne à la peau et à tous les organes d'exphorèse.

Les effets de cette force éliminatrice sont rendus patents par les éruptions nombreuses qui se forment à la peau, lesquelles peuvent prendre toutes les formes herpétiques, depuis la simple tache érythémateuse jusqu'aux furoncles les plus volumineux, par les diarrhées et autres évacuations critiques, qui se présentent si souvent pendant ce traitement.

Nous avons vu ailleurs que la sueur provoquée par les divers moyens hydrothérapiques, est de beaucoup préférable à la sueur provoquée par tous les autres moyens connus; c'est un fait confirmé par toutes les personnes qui ont été à même de pouvoir juger par expérience.

2° *Effet stupéfiant, sédatif, calmant, antiphlogistique.*—L'action première, immédiate, du froid sur les êtres organisés, est d'arrêter et de suspendre les mouvements organiques, la force vitale. Cette action peut et doit être employée lorsque les mouvements vitaux sont exagérés, comme dans la première période des inflammations locales, dans la fièvre : elle est alors antiphlogistique. Lorsque la sensibilité est exaltée, comme dans les névralgies, les rhumatismes, l'état d'é-réthisme et d'irritation qui accompagne souvent les maladies chroniques, les accès de goutte, etc. ; elle est sédative et calmante.

La sédation s'obtient dans l'irritation générale et la fièvre au moyen des bains, lotions, affusions plus ou moins froides, mais surtout et particulièrement pour la fièvre, au moyen des enveloppements dans les draps mouillés, procédé tout à fait nouveau et dont on peut maîtriser les effets avec plus de facilité qu'on ne peut faire des bains entiers et des affusions.

On prévient et l'on combat les inflammations locales, les névralgies et les douleurs locales de toute espèce par des bains locaux, des irrigations, et par des compresses imbibées d'eau froide.

L'idée de l'application de l'hydrothérapie aux fièvres éruptives soulève tout d'abord dans l'esprit une objection, une crainte, celle de la rétrocession. Si on réfléchit à ce que nous avons dit de l'effet éliminateur du traitement, on voit que, s'il a la propriété de produire des éruptions là où il n'en existe pas, où il n'en exista jamais, il ne pouvait, employé de la même manière, avoir l'action opposée, la rétrocession. Par l'enveloppement dans des linges humides, on calme l'excès des mouvements vitaux, la fièvre, s'il y a lieu ; par la sueur forcée, on pousse au dehors les principes exanthémateux, on facilite l'éruption ; par le bain frais qui suit la sueur, on prévient l'affaiblissement de l'organisme et surtout cette susceptibilité si générale des malades au contact de l'air qui rend la convalescence bien plus dangereuse que la maladie elle-même, et qui fait tant de victimes. A la suite d'un traitement hydropathique, dès que la desquammation est finie, et même avant, le malade est guéri : il n'y a pas de convalescence.

3° *Effet tonique, excitant, irritant*. — Lorsque le premier effet du froid sur l'organisme n'est pas poussé trop loin, il en provoque un second, la réaction. C'est par cette réaction du froid, par l'exercice méthodique, par une alimentation substantielle , par l'excitation qu'elle donne à toutes les fonctions, que l'hydrothérapie est tonique.

De même que nous avons vu l'eau froide produire plusieurs degrés de sédation , elle peut aussi produire plusieurs degrés de tonicité et d'excitation. La douche, qui est l'application la plus tonique, pourrait porter l'excitation au plus haut point et produire facilement la fièvre, si on le désirait.

Contrairement à ce que l'on serait disposé à penser, l'expérience démontre que le bain froid est d'autant plus agréable que le malade a plus chaud en y entrant. La tonicité du bain est en raison de la quantité de calorique dont le corps est saturé ; d'où l'avantage d'envelopper dans les couvertures de laine, avant le bain, les malades qui ne doivent pas transpirer. On es hâte de le donner au moment où la transpiration commence, afin de ne pas affaiblir le malade inutilement.

4° *Effet double, tonique et calmant.*—Il n'est pas rare d'observer chez des malades atteints d'affections chroniques , un état pathologique double, l'irritation et la faiblesse. C'est là le désespoir du praticien. Il arrive, en effet, le plus souvent que, si, usant des moyens que la thérapeutique met à sa disposition, il veut tonifier, il irrite ; s'il veut calmer, il affaiblit, et ne trouve aucune issue pour sortir de ce cercle vicieux. Ce qu'il peut faire de mieux, c'est d'envoyer son malade aux eaux.

L'hydrothérapie seule offre les moyens de remplir en même temps cette double indication, *calmer et tonifier*. Mais il est de la plus haute importance de choisir dans les diverses applications d'eau froide. Les bains entiers de quelques minutes, l'enveloppement dans le drap mouillé, les douches feraient beaucoup de mal, les uns en excitant beaucoup trop, les autres en affaiblissant par le défaut de réaction ; les immersions instantanées, les lotions à l'eau tempérée, à 16° R., paraissent d'abord faire du bien au malade : immédiatement après, il se trouve et plus fort et plus harmonisé ; mais une heure écoulée, une réaction en sens inverse s'opère, et le malade est beaucoup plus mal. Une seule application m'a donné des effets avantageux, ce sont les frictions avec le drap mouillé, l'abreibung des Allemands. De tous les moyens nouveaux que l'hydrothérapie met à la portée du praticien, ces frictions sont sans contredit celui qui lui offrira le plus d'avantages par ces usages fréquents.

5° *Effet dérivatif.* — Il est la conséquence de l'action secondaire du froid sur l'organisme, en un mot, de la réaction. Si l'on met les mains dans la neige, on ressent un refroidissement violent ; si on les retire, au bout de quelques minutes, la chaleur et le sang y affluent d'une manière extraordinaire, et cette réaction est constante : chacun connaît et a éprouvé ces effets. N'est-il pas étonnant que les médecins aient attendu pour les utiliser qu'un paysan sans instruction voulût bien y songer ?

On remplace donc, en hydrothérapie, les bains de pieds dérivatifs chauds et synapisés par les bains de pieds froids.

Que se passe-t-il lorsqu'on administre un pédiluve chaud ? Tant que les pieds sont dans l'eau, le sang y afflue, et cet effet suffit souvent pour remédier aux congestions accidentelles de la tête ; mais, si on a affaire à un état chronique, il n'en est plus ainsi : après le bain, les pieds se refroidissent très facilement, malgré toutes précautions, et une réaction de chaleur s'opère vers les organes supérieurs ; en outre, les pédiluves finissent par affaiblir la vitalité des pieds, par les disposer davantage au refroidissement. Il en résulte que, dans les congestions chroniques, l'usage des bains de pieds chauds est non seulement sans résultat utile, mais qu'il aggrave la maladie.

Les bains de siège, très froids et peu prolongés (10 à 20 minutes), ont aussi une action dérivative très marquée.

Dans les cas où, à un état congestionnel de la tête, se joindrait une irritation de l'un des organes abdominaux, si l'on donne un bain de siége calmant, c'est à dire, à une température modérée et d'une durée d'une demi-heure, et si, pendant les cinq dernières minutes du bain de siége, on donne le bain de pieds froid, comme il a été dit, on aura une action double correspondant aux deux actions thérapeutiques existantes.

6° *Effet résolutif fondant.* — L'application de compresses imbibées d'eau froide et bien exprimées, recouvertes de compresses sèches ou de tissus imperméables, remplace souvent avec avantage les cataplasmes émollients, surtout lorsqu'on a affaire à des surfaces étendues. En maintenant ouverts les pores de la partie des téguments qu'elles recouvrent, elles facilitent le dégorgement des organes sous-jacents; elles absorbent elles-mêmes les matières exsudées que l'on peut leur faire rendre au moyen de lavages. Les Allemands appellent ces compresses absorbantes.

On comprend aussi que les sueurs, et l'effet de l'eau froide à l'intérieur et à l'extérieur sur la circulation doivent avoir une influence résolutive considérable.

7° *Effet purgatif, vomitif.* — Nous avons vu que, sous l'influence du traitement, des crises se déclaraient, notamment par des diarrhées considérables. Un de mes malades a eu ainsi 25 selles en vingt-quatre heures, 16 le lendemain, 8 le troisième jour, sans coliques, sans affaiblissement et sans autre perturbation. Il était âgé de soixante-huit ans. Une dame de 72 ans a eu, pendant cinq jours, de 16 à 20 selles par vingt-quatre heures, sans plus de perturbation que chez le malade précité.

L'indication de faire vomir les malades se présente quelquefois dans le traitement hydrothérapique. La boisson d'eau ordinaire suffit quelquefois pour entraîner les vomissements ; dans d'autres circonstances, en insistant sur ce moyen, on ne réussirait qu'à fatiguer inutilement le malade : mieux vaut alors avoir recours aux moyens pharmaceutiques ordinairement employés. Les malades qui peuvent vomir avec l'eau, ont l'avantage de rentrer dans leur état normal avec un appétit dévorant, aussitôt les vomissements terminés.

8° *Effet diurétique.* — La boisson abondante plus ou moins usitée dans les traitements hydrothérapiques ne peut manquer de faire sentir son action sur les reins. Dans les irritations des voies urinaires, en délayant les sels contenus dans l'urine et en rendant celle-ci, par conséquent, moins irritante, l'eau froide est d'une utilité incontestable. Elle a, en outre, l'avantage de ne pas délabrer l'estomac et altérer les fonctions digestives , comme font souvent les tisanes copieuses habituellement prescrites dans ces maladies.

9° *Effet sur le moral.* — L'action d'un bain froid suivi d'une bonne réaction est ordinairement expansive au physique comme au moral. En sortant du bain froid , le malade se sent porté à l'action , au mouvement, à l'expansion. Il est disposé à rire et à s'amuser. Si l'on avait une grâce à demander à un homme puissant, il faudrait choisir ce moment, s'il faisait usage de bains froids. Le malade est dans un état tout contraire, en sortant d'un bain chaud ; il sent instinctivement le besoin de se concentrer, de se renfermer en lui-même, de se soustraire au contact de l'air extérieur, pour peu qu'il soit frais. Le bain chaud affaiblit, diminue les forces vitales ; comment ranimerait-il les forces morales ? Je ne veux pas dire d'une manière absolue que le bain chaud ne puisse avoir son utilité, puisque dans les maladies aiguës il est justement nécessaire d'amoindrir les forces vitales surexcitées, mais dans les affections chroniques, il est rare que son influence sur le moral ne soit pas plutôt nuisible qu'utile.

Pour se convaincre de la vérité de ce que nous venons de dire, on n'a qu'à visiter les établissements hydrothérapiques, et à comparer l'état moral des malades qui les fréquentent avec l'état moral des malades qui fréquentent les établissements d'eaux thermales. »

. . . . . . . . . . . . . . . . . .

. . . . . . . . . . . . . . . . . . . . . . . .

« *Le mode d'application, le degré, la durée d'un bain froid*, sont trois conditions qu'il est tout aussi indispensable de déterminer, qu'il est indispensable de déterminer *la dose* et *le mode d'administration* du *sublimé*, de l'*arsenic* et de tous les autres médicaments pharmaceutiques.

J'ai essayé de formuler au moyen de chiffres les lois qui président aux rapports qui doivent exister entre ces trois termes, *la force organique* ou *puissance vitale*, *la durée du bain* et *sa température*, quel que soit d'ailleurs le mode d'application de l'eau, la force organique servant toujours de base à la proportion à établir entre eux.

Il ne faut jamais oublier que c'est par la juste appréciation des rapports de ces termes qu'on pourra obtenir des réactions convenables, et que c'est par la réaction qu'on agit souvent dans la méthode hydrothérapique.

### Première proportion.

La force organique d'un individu étant représentée par. . . . . . . . . . . . . . . . . . . . . 10

La température de l'eau représentée par. . . . . 10

La durée du bain représentée par . . . . . . . . 10

### Deuxième proportion.

La force organique étant diminuée de 2 degrés et représentée par . . . . . . . . . . . . . . . . 8

La température de l'eau sera augmentée et représentée par . . . . . . . . . . . . . . . . . . . . . : 12
La durée du bain diminuée et représentée par. . 8

### Ou bien

La force organique toujours représentée par. . . 8
La température du bain sera représentée par. . . 14
La durée du bain restant comme dans la première
proportion . . . . . . . . . . . . . . . . . . . . . 10

### Ou bien

La force organique représentée par . . . . . . . . 8
La température restant comme dans la première
proportion . . . . . . . . . . . . . . . . . . . . . 10
La durée du bain sera diminuée et représentée
par. . . . . . . . . . . . . . . . . . . . . . . . . 6

### Troisième proportion.

La force organique étant augmentée et représentée par. . . . . . . . . . . . . . . . . . . . . . . 12
La température sera diminuée et représentée par. 8
La durée du bain sera augmentée et représentée
par. . . . . . . . . . . . . . . . . . . . . . . . . 12

Cette troisième proposition peut être variée comme
la deuxième.

Ainsi donc, *rapport direct entre la force organique et la durée du bain.*

*Rapport inverse entre la force organique et la température du bain;*

Ou bien, *rapport direct entre la force organique, la durée et le froid du bain.*

Ces lois, sur lesquelles repose la méthode hydrothérapique, sont simples et très peu nombreuses, et c'est ce qui constitue son excellence. »

# BAINS DE PARIS.

—

**BAINS DE TIVOLI** (rue Saint-Lazare, 102).

La maison des Bains de Tivoli a été fondée, en 1799, par Jurine et Triaire. C'est le premier établissement qui fut créé à Paris, dans le but d'administrer aux malades des bains minéraux artificiels, pour remplacer, pendant la mauvaise saison, le traitement des eaux minérales naturelles, et d'épargner quelquefois, pendant l'été, à certains malades, un déplacement souvent très pénible, et à beaucoup d'autres, peu favorisés de la fortune, un voyage toujours dispendieux. On peut dire que l'heureuse idée des fondateurs de Tivoli a reçu du succès qu'a obtenu cette maison, depuis son origine jusqu'à ce jour, une éclatante justification ; car le patronage tout-puissant du corps médical de Paris devait naturellement être acquis à la prospérité d'un établissement qui réunissait un si grand nombre de nouveaux et efficaces moyens de guérison. Aussi des agrandissements successifs ont-ils signalé la faveur constante et méritée dont cette maison a été l'objet de la part des médecins et des gens du monde.

On administre à Tivoli toute espèce de bains d'eau minérale artificielle de Barèges, Vichy, Néris, Louèche, etc.; des bains d'iode, d'eau de mer; des bains de gélatine, de son, d'amidon, de plantes émollientes ou aromatiques; des bains d'eau naturelle; des bains de siége d'eau naturelle, d'eau minérale ou composée; des bains de pluie ou d'ondée, de vapeur en étuve et en caisse; des bains de vapeur émolliente ou aromatique en étuve et en caisse; le bain russe avec immersion d'eau froide ou tiède; le bain oriental avec massage et frictions; le bain hydrosudopathique; les douches d'eau minérale, les douches gélatineuses, émollientes ou aromatiques, les douches d'eau naturelle descendantes ou ascendantes, les douches de vapeur émolliente ou aromatique, générales ou partielles, la douche de vapeur hydrosulfurée, la douche hydrosudopathique; les fumigations sèches, minérales, sulfureuses, cinabrées, mercurielles, etc., en caisse; les fumigations aromatiques sèches en caisse; les fumigations alcooliques simples ou aromatisées, etc., en caisse; etc......

Un pharmacien logé dans la maison, indépendamment des médicaments destinés aux malades, est spécialement occupé à préparer les différentes compositions minérales pour les bains et les eaux minérales pour boisson, telles que les eaux de Seltz, de Sedlitz, de Pulna, les limonades gazeuses, etc.

Des appartements nombreux, commodes et élégants, généralement composés d'un salon, d'une chambre à coucher et d'un cabinet de toilette; une table d'hôte parfaitement servie, un salon de conversation, une salle de billard, un immense jardin, une excellente tenue de maison, une société choisie, en font un séjour agréable pour les personnes dont la maladie réclame l'usage des eaux minérales artificielles ou toute autre médication.

Aucun médecin n'est spécialement attaché à la maison, et chaque malade est parfaitement libre de se faire traiter par celui de son choix.

NÉOTHERMES (rue de la Victoire, 48 ; maison de santé et de bains).

L'établissement des Néothermes est, sans contredit, le plus remarquable de tous ceux qui se sont élevés à Paris depuis un grand nombre d'années, et le seul qui rivalise avec la maison de Tivoli pour les services qu'il rend journellement, sous le rapport sanitaire comme pour l'agrément qu'il offre aux malades.

*Maison modèle de bains et de santé*, comme l'a reconnu l'Académie royale de médecine, les Néothermes sont disposés non seulement pour recevoir et traiter de nombreux pensionnaires, mais encore pour offrir aux malades du dehors les moyens curatifs créés dans cet établissement. Un vaste calorifère chauffe les appartements des malades, les corridors, le salon, la salle de billard, la salle à manger, les cabinets de bains, ainsi qu'une grande et belle galerie vitrée placée entre deux parterres, et qui forme une véritable serre-chaude destinée à la promenade des malades. En été, le jardin *de l'hôtel Bonaparte* abrite les promeneurs sous un épais ombrage.

Les Néothermes doivent à leur température douce et uniforme d'être un refuge salutaire pour un grand nombre de malades affectés de rhumatismes aigus ou chroniques, de la goutte, de névroses et de névralgies, de maladies de peau, de syphilis, d'irritations du larynx ou des bronches, de phthisie pulmonaire ou laryngée ; enfin, d'une foule d'autres maladies pour lesquelles la chaleur est un remède ou un utile auxiliaire de leur traitement.

On administre, aux Néothermes, toutes les espèces de bains et douches d'eau minérale artificielle de Barèges, de Vichy, de Plombières, de Néris, de Saint-Sauveur, etc. ; les bains d'eau de mer, d'iode, de sublimé, de son, d'amidon, de gélatine, de plantes aromatiques, émollientes ou narcotiques ; les bains de lait, les bains parfumés, les bains et douches de vapeur, les bains russes et orientaux ; les fumigations sèches, sulfureuses, iodées, mercurielles, alcooliques, acétiques, ammoniacales et autres.

Ce bel établissement renferme encore les appareils nécessaires à la médication hydrosudopathique, un cabinet de physique pour le traitement des paralysies par l'électricité, et les ventouses du docteur Junot. Ainsi, cette maison ne se recommande pas seulement par sa vaste galerie, ses jardins délicieux, en été, sa température chaude si agréable, pendant l'hiver, en un mot, par son aspect beaucoup plus séduisant que celui de Tivoli, mais encore par une riche collection de bains médicinaux et d'autres agents curatifs rares et précieux.

Les Néothermes, depuis quelques années, ne sont placés sous la direction d'aucun médecin, mais bien sous le patronage du corps médical tout entier.

Un pharmacien habile attaché à la maison, fabrique toutes les eaux minérales tant pour bains que pour boissons, et prépare les médicaments prescrits par les médecins de chaque malade. Ces avantages, réunis à ceux d'une bonne administration (1), donnent aux Néothermes, une supériorité incontestable sur presque tous les autres établissements de bains et de santé, et lui permettent souvent de lutter d'une manière avantageuse avec la maison des bains de Tivoli dont la réputation, il faut en convenir, est si grande et si bien méritée.

**BAINS RUSSES ET ORIENTAUX**

(Boulevart St-Denis, 18 (Cité d'Orléans), et faubourg St-Denis, 14).

Cet établissement est spécialement consacré à l'administration de la vapeur comme l'atteste le grand nombre de ses étuves. On y donne aussi des bains d'eau simple, d'eau minérale artificielle et tous les

---

(1) L'administration actuelle ne laisse rien à désirer : les personnes honorables et distinguées qui y président sont une sûre garantie de la prospérité de l'établissement.

autres bains médicamenteux, ainsi que des douches d'une force remarquable. Mais aucune maison de bains de Paris ne peut lui être comparée, pour la prodigieuse quantité de bains russes et égyptiens qu'on y donne chaque jour. Nous avons été plusieurs fois témoin de la nécessité où s'est trouvée la direction de refuser, faute de place, une foule de baigneurs.

Après avoir examiné tous les détails de cette maison, nous pouvons affirmer que, pour l'administration des bains russes et orientaux, elle est la mieux organisée de toutes celles qui sont depuis longtemps en possession d'une juste célébrité. Des étuves construites tout simplement en sapin et contenant chacune un lit du même bois, une douche de vapeur, une douche d'eau froide et une d'eau chaude ; tout près, une belle galerie éclairée par le haut, dans laquelle s'ouvrent autant de cabinets fraîchement décorés et munis d'un lit de repos ; une distribution locale parfaite, une ponctualité admirable dans le service, une habitude incomparable du massage, une excessive propreté, une surveillance de tous les instants, une politesse engageante de la part des personnes qui dirigent cet établissement, non moins que sa position avantageuse au milieu d'un quartier populeux et ses prix modérés (1), lui assurent pour longtemps une prospérité

_______

(1) Les immenses chaudières d'eau que l'on est obligé de maintenir dans un état constant d'ébullition pour fournir la grande quantité de vapeur qui se dépense dans cet établissement, permettent d'y donner les bains d'eau chaude au prix le plus minime.

que dix années d'existence ont déjà pleinement justi-
fiée.

Le propriétaire de cette maison doit ajouter inces-
samment des *bains et douches de vapeur à domicile*
aux autres branches d'exploitation thérapeutique que
nous venons d'énumérer.

### BAINS de la rue du Mail, 12.

Fondé, en 1820, sur le modèle des bains de Tivoli,
cet établissement, plus central et moins considérable,
se distingue, cependant, par une vaste clientèle, une
grande propreté, une excellente tenue, un service parfait, une réputation ancienne et bien acquise, enfin,
par la protection éclairée des médecins, particulièrement de ceux qui habitent ce vaste et populeux arrondissement.

On donne, dans cette maison, comme à Tivoli et aux
Néothermes, toutes les espèces de bains et de douches
d'eau simple, d'eau minérale artificielle; tous les bains
médicinaux, les bains et douches de vapeur, les bains
russes et orientaux; on y administre aussi des fumigations sèches en boîtes, suivant l'ordonnance des médecins.

Un hôtel garni occupe le corps de bâtiment situé sur
la rue; au fond de la cour se trouve la maison de
bains, construite en fer à cheval, et prenant jour sur
un jardin. On y arrive par deux portes et deux esca-
liers latéraux, après avoir franchi un superbe vestibule

parfaitement chauffé, pendant l'hiver, et servant aux baigneurs de salon d'attente.

### BAINS ET DOUCHES DE VAPEUR A DOMICILE
(rue Montmartre, 133).

Déjà, dans le corps de cet ouvrage, à propos des fumigations, nous avons parlé de cette maison si intéressante au point de vue de la pratique médicale. Elle rend, en effet, chaque jour, à une foule de malades que leur état ne permet pas de déplacer, d'immenses services, en apportant jusqu'à leur lit de douleur un remède presque toujours efficace, quand il a été ordonné par un médecin expérimenté.

Nous ne connaissons rien de plus simple, de mieux fait, d'un transport plus facile et d'une administration plus commode à la fois pour ceux qui prennent les bains et ceux qui les donnent, que les appareils dont on se sert dans cet établissement.

On y administre toutes les vapeurs ou fumigations médicamenteuses.

### BAINS ET DOUCHES DE VAPEUR A DOMICILE
(quai des Orfèvres, 50).

Cet établissement, moins prospère peut-être que le précédent, est cependant beaucoup plus ancien. Ses prix sont plus modérés, et mettent à la portée de toutes les classes les ressources médicales qu'il comporte.

On y administre toutes les vapeurs et fumigations médicamenteuses.

### BAINS ET DOUCHES DE VAPEUR A DOMICILE
#### (rue de l'Echelle, 11).

Malgré la date plus récente de sa fondation et ses proportions plus étroites, cet établissement rend cependant déjà de nombreux services sous le rapport médical, et mérite des encouragements de la part des médecins praticiens.

On y administre toutes les vapeurs et fumigations médicamenteuses.

### BAINS DE VAPEUR
#### (rue de Crussol, 25, près le boulevart du Temple).

Voisins de l'hôpital Saint-Louis, dont ils sont séparés par le canal, ces bains semblent avoir été construits sur le modèle des bains si précieux pour les classes pauvres, qui distinguent, entre autres choses, ce magnifique établissement. Leur prix peu élevé en facilite l'entrée à une foule d'ouvriers qui se réunissent dans une étuve commune, pouvant contenir sur des gradins environ cinquante personnes.

Il y existe quelques étuves particulières avec lit de repos, ainsi que les appareils nécessaires pour donner des bains et douches de vapeur à domicile.

### BAINS FRANÇAIS (rue du Temple, 119).

Ces bains semblent avoir été copiés sur les précédents pour tout ce qui concerne l'administration de la vapeur. Outre les étuves communes et particulières, on y administre des bains d'eau minérale artificielle (Plombières, Vichy, Néris, Barèges, etc.).

On donne aussi des bains et douches de vapeur à domicile.

### BAINS GRECS (rue de la Pépinière, 11).

Fondé, il y a une dixaine d'années, par M. le docteur Boulu, praticien distingué, qui a su apprécier les ressources incalculables qu'offrent à la thérapeutique les bains administrés sous toutes leurs formes, cet établissement se fait remarquer par la variété de ses bains hygiéniques et médicamenteux. On y administre, en effet, comme à Tivoli et aux Néothermes, toutes les espèces de bains et douches d'eau minérale artificielle et de vapeur dont nous avons donné la nomenclature à propos de la notice qui concerne ces deux célèbres maisons : seulement les prix y sont plus modérés. Ces bains sont parfaitement tenus; le service n'y laisse rien à désirer. Cet établissement est du nombre de ceux qui prospèrent, et qui sont dignes, à tous égards, de la confiance du public et de la faveur du corps médical parisien.

### BAINS TURCS (rue du Temple, 94).

Le nom donné à ces bains est emprunté à son architecture, car on n'y donne aucune espèce de bain de vapeur. C'est, du reste, un fort bel établissement. Après avoir traversé un jardin, on pénètre tout droit dans le vestibule : à droite et à gauche sont deux longues et fort belles galeries sur lesquelles s'ouvrent tous les cabinets de bain. Toutes les fenêtres sont ornées de vitraux de couleur dans le style oriental, ce qui assombrit un peu les galeries et les chambres de bain, sans nuire ni à l'agrément, ni à l'effet.

On administre, dans cette maison, outre des bains d'eau ordinaire, tous les bains médicamenteux liquides que peuvent comporter les prescriptions médicales.

**BAINS SAINTE-ANNE**
(rue Sainte-Anne, 63, et passage Choiseul, 58).

Cette petite maison de bains est l'une de celles qui ont le plus de succès à Paris. Sa fraîcheur, sa bonne tenue; la grande variété de bains médicamenteux qu'on peut y prendre; le soin tout particulier que prend le propriétaire de se procurer les meilleurs sujets pour le service, tant en hommes qu'en femmes; un calorifère qui chauffe tous les étages de la maison, une situation admirablement choisie, lui donnent une grande importance dans le quartier riche et populeux qu'il occupe.

On administre aux bains Sainte-Anne, comme à Tivoli, aux Néothermes, aux bains Grecs, aux bains de la rue du Mail, toutes les espèces de bains médicamenteux. On exécute même toutes les prescriptions médicales qui ne sont pas écrites sur le prospectus.

### BAINS de la rue Taranne, 12.

Ces bains sont très renommés dans Paris, et particulièrement dans le faubourg Saint-Germain, où ils possèdent une brillante clientèle. C'est la seule maison d'une grande importance médicinale que nous connaissions dans les divers quartiers de la rive gauche de la Seine.

On y administre toutes les espèces de bains médicamenteux, toutes les douches que nous avons énumérées à propos des bains de Tivoli; la vapeur en étuves, en boîtes, sous forme de douches; les bains russes et orientaux, les fumigations sèches, etc.; enfin, on y exécute, comme dans les grands établissements de ce genre, toutes les prescriptions médicales.

Les bains de la rue Taranne sont très propres et fort bien tenus : le service des bains est confié à des garçons et à des femmes habiles et exercés à la pratique du massage, comme aux autres soins que comporte leur profession.

Cet établissement, justement apprécié du corps médical parisien, est protégé surtout d'une manière active et efficace par les nombreux médecins qui habitent la rive gauche de la Seine, en raison des services éminents qu'il rend, chaque jour, à leurs malades.

On y administre des bains et douches de vapeur à domicile, à l'instar de ceux de la rue Montmartre.

**BAINS** (rue du Faubourg Saint-Honoré, 30).

Humblement situé dans une impasse, ce petit établissement se recommande par la variété des bains médicamenteux qu'on y donne et par son incontestable utilité.

Nous ne voulons pas nous étendre davantage sur les maisons de bains qui ont quelque célébrité à Paris. Il nous suffit de dire que toutes administrent, outre les bains d'eau simple, ceux de son, de gélatine et de Barèges. Nous avons eu seulement l'intention de faire connaître celles qui intéressent, avant tout, les médecins et les malades.

### ÉTABLISSEMENT HYDROPATHIQUE DU DOCTEUR BALDOU

(Château de l'Arcade, aux Thernes, rue des Thernes, 11, près la barrière du Roule).

Le docteur Baldou a fait en 1840, en Allemagne, un voyage pour étudier le traitement hydrothérapique et visiter les divers établissements fondés en grand nombre dans ce pays. Il a fait connaître, par un rapport adressé au ministre de l'instruction publique et au ministre du commerce, les résultats des expériences qu'il a faites sur lui-même, et des études auxquelles il s'est livré sur les nombreux malades qu'il a vus en traitement à Grœfenberg et ailleurs. En même temps, il fondait auprès de Paris le premier établissement hydrothérapique qui ait existé en France. Cet établissement, d'abord au Pré Saint-Gervais, a été transporté, én 1842, ax Thernes, pouur y être installé sur de plus grandes proportions. Dans une visite que nous avons faite à cet établissement, M. le docteur Baldou nous a montré tous les appareils qui servent au traitement, et que l'on rencontre dans les établissements de ce genre : nous y avons vu, en outre, une sorte de douche qui n'existe pas ailleurs en France, c'est la douche que les Allemands appellent *douche de poussière*. Au moyen d'une forte pression de 40 pieds, l'eau sortant de tuyaux circulaires par des trous capillaires, forme une nuée de jets concentriques extrêmement ténus qui enveloppent le malade d'une vraie nuée d'eau. M. Baldou fait consister la différence qui existe entre sa douche et toutes celles de ce genre, dans la force de la pression et la ténuité des jets.

Cet établissement peut contenir quarante-cinq malades. Il possède deux jardins très-étendus et tels qu'on en voit peu aux environs de Paris. Dans l'un d'eux, nous avons vu une autre invention de M. Baldou : c'est une fontaine qui a pour but d'offrir aux malades de l'eau de Seine filtrée au charbon et toujours maintenue à la température des eaux de source les plus fraîches. M. Baldou ne voulant pas faire un mystère de son procédé, nous pouvons dire en quoi il consiste : auprès d'un puits placé dans un des bosquets du jardin, M. Baldou a fait construire une colonne de 2 mètres 90 centimètres de hauteur : dans cette colonne, et à la partie supérieure, est logé un filtre à charbon que l'on a soin de tenir constamment plein d'eau ; après avoir été filtrée, cette eau descend jusqu'au fond du puits au moyen d'un tuyau qui y décrit plusieurs cercles, afin de la soumettre à une réfrigération complète; puis elle remonte avec le même tuyau qui traverse la colonne au dessous du filtre, et se termine par un robinet d'où elle s'échappe à volonté : ce tuyau peut être considéré comme un siphon renversé. Quoi qu'il en soit, le procédé de M. Baldou, aussi simple qu'ingénieux, procure aux malades de son établissement une eau limpide, à une température de 7° Réaumur et 9° 1/2 centigrades. Nous avons eu la curiosité de la goûter, et elle nous a paru excellente, d'une faîcheur parfaite, et pouvant remplir les conditions des meilleures eaux de montagne.

On peut utiliser cette invention partout où il est difficile de se procurer des eaux de source.

### ÉTABLISSEMENT HYDROTHÉRAPIQUE
(à Auteuil, rue Boileau, 10, fondé par le docteur Latour).

### ÉTABLISSEMENT HYDROSUDOPATHIQUE
(à Neuilly, rue de Longchamps, 40, fondé par le docteur Pigeaire).

# DES BAINS A ROME.

Par Charles DEZOBRY.

( Rome au siècle d'Auguste. )

Jusqu'à présent je ne t'ai rien dit encore des bains, ou du moins je ne t'en ai touché qu'à peine quelques mots en passant. Je vais donc en faire le sujet de cette lettre. Tu sais que le bain est d'un usage général : mais ce que tu ignores peut-être, c'est qu'il ne se compose pas d'une simple immersion dans l'eau froide, mais se prend dans les eaux chauffées à toutes les températures, depuis l'état de tiédeur jusqu'à celui de vaporisation , ce que les Romains regardent comme très-salutaire.

Sous ce climat chaud où l'on transpire si facilement, le bain est véritablement un besoin de nécessité ; voilà pourquoi depuis le plus riche jusqu'au plus pauvre, tout le monde se baigne chaque jour, beaucoup de riches dans leurs propres demeures, comme nous l'avons vu plus haut ; la masse du peuple et les pauvres, dans des établissements ouverts à tout le monde, et dont on se procure l'entrée moyennant la modique rétribution d'un *quadrant* (un centime un quart environ), payée à la porte.

La disposition des bains publics et des bains particuliers étant la même aux proportions près, je te décrirai ceux de Mamurra, dont je voulais faire le sujet

15

d'une lettre spéciale. Je les choisis de préférence parce que je les connais mieux que d'autres, où je n'ai fait qu'entrer quelques fois, et ensuite, parceque là j'achèverai de compléter la description de la maison de mon hôte.

Ce bain s'annonce par une petite cour pavée en mosaïque, entourée d'un péristyle en colonnes octogones, et au fond de laquelle on trouve un baptiste-rium, grand bassin pour prendre le bain froid en commun. Un toit léger, supporté par deux colonnes en avant-corps, couvre le baptistère. Des peintures représentant des arbres chargés de fruits, des rivières où toutes sortes de poissons qui semblent nager dans la profondeur des eaux, ornent les parois des portiques.

La première pièce où l'on entre, en quittant la cour, est une salle nommée apodyterium, nom formé d'un d'un mot grec qui signifie dépouiller, parce que c'est là que l'on dépouille ses vêtements.

De l'apodyterium on passe dans le frigidarium, autre salle où l'on trouve encore un baptistère pour le bain froid, quand on ne veut point le prendre en plein air. — L'une des extrémités du frigidarium se termine par un hémicycle au centre duquel gît la cuve du bain, labrum ou solium, entourée d'un petit espace clos par un pluteus ou mur d'appui. Des pilastres, des niches, des statues décorent le pourtour de l'hémicycle, dont ce soubassement, formé par un double rang de gradins, s'appelle schola, l'école, parce que c'est là que ceux qui assistent aux bains sans y prendre part, ou qui attendent qu'il y ait place dans la cuve, viennent s'asseoir pour converser. Entre l'école et la cuve, il reste un chemin, *alveus*, pour circuler autour des baigneurs. Le frigidarium reçoit son jour par en haut, de manière que les corps n'y projettent point d'ombre.

Le bain tiède, *tepidarium*, suit immédiatement le frigidarium. A peu près carré, et terminé comme la salle précédente par une école, il est muni de deux grands bassins si larges, que l'on pourrait aisément y nager. Comme on n'entre guère dans le *tepidarium* que pour s'y baigner, son école sert essentiellement aux baigneurs, soit pour s'essuyer lorsqu'ils se contentent du bain tiède, soit pour se reposer en sortant de la pièce suivante où l'on prend le bain de vapeur, et que pour cette raison on nomme *sudatorium* ou *caldarium*.

Le sudatorium est circulaire, entouré de trois gradins, et garni tout à l'entour de niches étroites, contenant chacune un siége. Un réservoir d'eau bouillante occupe le milieu de la salle, et fournit des tourbillons de vapeur qui se répandent partout et montent en nuages épais vers la voûte, recouverte en stuc et de forme hémisphérique. Elle s'y engouffre avec violence et s'échappe du sommet par une ouverture étroite, fermée avec un bouclier rond de bronze, qui se manœuvre d'en bas à l'aide d'une chaîne, et que l'on ouvre comme une soupape quand l'intensité de la chaleur devient trop suffocante (1).

(1) Vitruve.

Je n'oublierai de ma vie la première fois que je suis entré dans le sudatorium : saisi par les flots de la vapeur, haletant, palpitant, poussant de gros sanglots, je crus que j'allais étouffer. L'air mêlé de feu et d'humidité que l'on respire en ce lieu, ne laisse pas un seul endroit du corps en repos, mais le secoue et le remue jusque dans ses moindres parties. On se croirait presque dans le foyer d'un incendie ; et, véritablement, la température de ce bain est si brûlante que l'on pourrait condamner à être baigné vif un misérable convaincu de quelque crime.

Le sudatorium et sa cuve sont chauffés par un fourneau extérieur, nommé *laconicum*, dont les flammes circulent sous les voûtes du pavé et au moyen de tuyaux conducteurs, jusque dans l'épaisseur des murs.

Un *elæothesium* ou *unctorium*, lieu dans lequel se déposent les parfums, complète, avec quelques autres petits cabinets et avec le *sphæristerium* dont j'ai parlé dans ma lettre précédente, l'ensemble des bains de Mamurra.

Les bains publics, qui n'étaient autrefois que de simples piscines où le peuple venait nager et s'exercer, n'ont généralement acquis de l'importance que depuis quelques années. Vers la fin du dernier siècle, du temps de Pompée, il y avait fort peu d'établissements de ce genre, publics ou particuliers, bâtis avec soin, et pourvus de toutes les recherches que l'on y trouve communément aujourd'hui. Agrippa, étant édile, il y a une dixaine d'années, fit construire cent soixante-dix bains, et pendant toute l'année de son édilité, le peuple fut admis gratis. J'ignore combien il y a de bains publics à Rome ; mais ce que je sais, c'est que les plus beaux et les plus fréquentés sont ceux de Mécènes, où les bassins d'eau chaude sont si vastes, qu'on peut y nager, et ceux qu'Agrippa vient de léguer au peuple afin qu'il puisse à perpétuité se baigner gratuitement. Je ne parle pas des cent soixante-dix bains de son édilité, mais d'autres bains d'une magnificence achevée, qu'il avait élevés pour lui-même au Champ-de-Mars, derrière et joignant le Panthéon, et dans un style et des proportions tout à fait dignes de cet admirable édifice.

Quelques grandes maisons seulement ayant des bains, les bains publics sont un rendez-vous général, fréquenté par tout le monde, depuis les citoyens les plus obscurs jusqu'aux plus illustres, qui s'y rendent accompagnés de leurs clients. Le désœuvrement, la curiosité, le désir d'y rencontrer ses connaissances et ses amis, y conduisent bien des personnes. Les femmes aiment beaucoup ces établissements, qui sont quelquefois pour elles des lieux d'intrigues. Certains riches viennent y chercher des convives pour souper, et quantité de pauvres hères un souper pour leur ventre affamé.

On se fait accompagner au bain par un ou plusieurs esclaves qui portent votre linge, gardent vos habits, vous retirent de l'eau, vous soutiennent en marchant, vous aident à traverser la foule, et vous rendent, en un mot, tous les services dont vous avez besoin. Ceux qui n'ont pas d'esclaves trouvent là une foule de gens pour leur en tenir lieu. Ces serviteurs ne font point partie de l'établissement, auquel sont attachés seulement un baigneur, *balneator*, comme gardien, et sous ses ordres un chauffeur, *fornicator ;* mais ils parcourent les différentes salles bénévolement, dans leur intérêt privé, et toujours prêts à courir au moindre signe des baigneurs. Les principaux sont d'abord les *capsarii*, qui gardent les habits moyennant une petite rétribution, remarquant bien ceux qui les leur ont confiés, afin de ne point les remettre à d'autres ; les *aliptæ* ou *unctores*, parfumeurs ; les *alipili*, épileurs ; les *tractatores*, masseurs, car le bain est accompagné de frictions nombreuses et multipliées, que les Romains recherchent avec délices.

Au sortir de la cuve ou du sudatoire, le baigneur s'étend sur une espèce de lit de repos, et un jeune masseur (ce sont des enfants, des eunuques ou même des femmes qui remplissent ces fonctions, surtout pour ceux qui ont des esclaves), un masseur, dis-je, commence par lui presser tout le corps, par le retourner, et quand les membres sont devenus souples et flexibles, il fait craquer les articulations sans effort, il masse, il pétrit, pour ainsi dire, la chair sans faire éprouver la plus légère douleur. Ensuite il passe aux frictions : la main armée d'un strigil, grattoir des corne ou d'ivoire, ou d'un métal plus ou moins précieux, creusé en cuillère et cintré de manière à épouser la rotondité des membres, il frotte vivement la peau et détache toutes les impuretés que la transpiration a pu y faire amasser. Ces frictions durent assez longtemps, et il faut un peu d'habitude pour qu'elles ne vous semblent pas douloureuses. Puis vient la dépilation des aisselles, que l'alipile ou le parfumeur pratiquent soit au moyen de petites pinces, soit à l'aide d'un onguent composé de graine de saule noir amérin, avec égal poids de litharge. Cette opération terminée, le patient est frotté légèrement, d'abord avec un liniment de saindoux et d'ellébore blanc, qui a la vertu de faire disparaître les démangeaisons et les échauboulures, puis avec des huiles et des essences parfumées contenues dans de petits ampoulles de corne de taureau ou de rhinocéros; on l'essuie ensuite avec des étoffes de lin ou d'une laine fine et douce, et tout est fini. Alors il s'enveloppe dans un gausape d'écarlate, manteau bien chaud; les esclaves viennent l'enlever, le mettent dans une litière fermée, et le reportent chez lui. Voilà pour les riches.

Les pauvres se contentent d'une simple friction avec la main, ou bien d'une autre plus économique encore, qu'ils s'administrent eux-mêmes en s'aidant des murailles contre lesquelles ils se frottent les parties du corps que leurs mains ne sauraient atteindre facilement : c'est assez pour ces petits plébéiens, qui ne sont pas en général d'une propreté fort recherchée et ont pour habitude de se moucher sur le bras.

On se prépare aux frictions par des jeux et des amusements violents, qui provoquent une sueur abondante : les uns s'exercent à la lutte, ou balancent leurs bras chargés de masses de plomb; les autres jouent à la paume; d'autres, les mains liées, montrent leur adresse à ramasser des anneaux, ou bien mettent un genou en terre, se renversent en arrière jusqu'à ce qu'ils touchent avec leur tête l'extrémité de leurs pieds.

Les sexes sont séparés dans les bains publics, mais tout le monde est entièrement nu. Ici où le vêtement forme comme une partie de la condition, cette nudité établit une sorte d'égalité dont personne ne se fait faute : aussi rien de plus bruyant qu'un bain. Figure-toi toute espèce de cris, de clameurs ou de bruits qui peuvent importuner, fatiguer ou déchirer les oreilles : là ce sont les gémissements naturels ou imités de ceux qui se livrent aux exercices violents ; leurs sifflements et leurs soupirs profonds quand ils laissent échapper leur haleine longtemps retenue ; les exclamations des joueurs de paume comptant leurs balles ; plus loin des baigneurs qui s'amusent à courir autour de la cuve, en se tenant par les mains, et se les chatouillant de manière à provoquer les éclats de rire les plus perçants ; d'autres qui lisent à haute voix ou déclament des vers ; d'autres, chanteurs impitoyables, ne trouvant leur voix belle que dans le bain, qui se mettent à chanter jusqu'à faire trembler les voûtes de l'édifice. Des alipiles, pour se faire mieux remarquer, venant se joindre à ce discordant concert, tirent de leur gosier de grêles sifflements et ne se taisent pas qu'ils n'aient trouvé des aisselles à épiler, des patients à faire crier à leur place. Ajoute à ce vacarme, qui serait insupportable, n'eût-il que l'inconvénient d'être renfermé, le bruit des frictions plébéiennes que l'on

entend résonner, suivant que la main du friction-
neur frappe du creux ou du plat; les filous, pris à
voler les habits, les ivrognes, les marchands de co-
mestibles et de boissons, car beaucoup de personnes
boivent et prennent quelques aliments légers en sortant de l'eau; les marchands de gâteau, les vendeurs
de boudin, les confiseurs, qui tous ont leur modula-
tion particulière pour crier leur marchandise : et tu
auras une légère idée de l'intérieur d'un bain public.

Depuis quelques années, se baigner n'est plus seulement un besoin, mais une passion. On prend le bain
deux fois par jour, et généralement on y consacre à
peu près la moitié de la journée. Les bains publics ou
les thermes, nom que l'on commence à leur donner,
sont devenus d'immenses monuments où l'on a réuni
tous les genres de jouissances en y plaçant jusqu'à
des bibliothèques. Un luxe effréné gagne aussi les
bains privés qui conservent toujours leurs anciens
noms de Balnea ou Balinea. — Avec la propension des
Romains à tout porter à l'extrême, je ne sais pas où
cela s'arrêtera.

Depuis l'invention des bains de propreté, on est devenu plus dégoûtant. Que dit le poëte Horace pour
peindre un homme décrié et noté par l'excès de son
luxe? Qu'il sent les parfums. Du temps de Scipion, les
Romains sentaient la guerre, le travail, le héros ; lequel préférez-vous ?

# NOMS DES AUTEURS

QUI ONT TRAITÉ DES BAINS JUSQU'A CE JOUR, ACCOMPAGNÉS DES TITRES DE LEURS OUVRAGES.

—

DE BALNEIS. Omnia quæ extant apud græcos, latinos et arabas scriptores, qui hanc materiam tractaverunt. Venise, 1553, in-fol.

SAVONAROLA (Michel). De Balneis. Ferrare, 1485, in-fol. Bologne, 1493, in-fol. Venise, 1505, in-fol.

RULAND (Mart.). Balnearium restauratum. Bâle, 1625.

JOUBERT. De Balneis Romanorum et Græcorum. Francfort, 1645.

CLAUDINI (Jul. Car.). De balneo aquæ dulcis tepido. Francfort, 1683, in-8.

FLOYER (J.). Londres, 1697, in-8, édit. latine. Leyde, 1699, in-8.

PANTHOT (J.). Dissertation sur l'usage des bains chauds. Lyon, 1700, in-4.

STRUVIUS (Burc. Gotthelf.). Tractatus juridicus de balneis et balneatoribus. Iéna, 1701, in-4.

GUIDOTT (Thom.). Londres, 1705, 1718, in-8.

BRENDEL. Diss. de balneis veterum, valetudinis causâ adhibitis. Vittemberg, 1712, in-4.

HOFFMAN (Fréd.). Diss. de Balneorum ex aquâ dulci præstantissimo in affectibus internis usu. Halle, 1721.

NUSCHE. Diss. de usu et abusu balneorum domesticorum. Strasbourg, 1740, in-4.

WATHER. Diss. de balneorum aquæ simplicis usu diætetico. Leipsick, 1744, in-4.

Cocchi (Ant.). Dissertazione sopra l'uso externo appreso gli antichi dell' acqua fredda sull' corpo humano. Florence, 1747.

Richter. Progr. de balneo, imprimis animali. Gottingue, 1748.

Glass (Thom.). Londres, 1752, In-8.

Raymond. Sur le bain aqueux simple, où l'on détermine dans quel genre de maladie il peut être utile. Avignon, 1756.

Lucas (Charles). Londres, 1756, in-8, 3 vol.

Sigwart. Diss. de balneis infantum. Tubingue, 1758, in-4.

Limbourg (J. Philippe de). Diss. sur les bains, tant par immersion qu'en douches et vapeurs. Liège, 1756, in-4, 2e édit. Londres, 1758.

Decore. L'utilité des bains froids. Leyde, 1761.

Timony. Diss. sur les bains des Orientaux. Vienne, 1762.

Schlechleutner. Diss. de balneis. Vienne, 1769.

Maret. Mémoire sur la manière d'agir des bains d'eau douce et d'eau de mer, et sur leur usage. Dijon, 1769, in-8.

Klein. Diss. de balneis tepidis in graviditate non planè noxiis.

Luther. Diss. de balneis cum inunctione conjungendis. Erfurt, 1771, in-4.

Lucas (Cb.). The theory and uses of Baths; with notes by doctor Achmet. Dublin, 1772, in-8.

Baldini (Filip.). Trattato dei bagni freddi. Naples, 1773, in-8.

Porr (Barth.). Diss. de balneo. Edimbourg, 1773, in-8.

Hahn. Diss. de excellenti balneorum usu. Wurtbourg, 1774, in-4.

MARTEAU. Mémoire sur l'action et l'utilité des bains, etc. Paris, 1778, in-12.

SANCHEZ. Mémoire de la Société royale de médecine. Année 1779, page 233. — Sur les bains des Russes et des Turcs. CLERC (med. veri amator) a écrit sur le même sujet.

MULLER. Diss. de balneorum particularium usu. Vienne, 1781.

HEBENSTREIT. Diss. 11. Exempla curæ sanitatis publicæ apud veteres. Leipsick, 1783.

MACQUART. Manuel sur les propriétés de l'eau, particulièrement dans l'art de guérir. Paris, 1783, in-8.

PITT. Diss. de balneis frigidis, præsertim momentaneis. Montpellier, 1783, in-4.

DOLLINGER. Diss. de balneorum frigidorum usu. Bamberg, 1786.

GRUNER. Diss. de natatione frigidâ, magno sanitatis præsidio. Iéna, 1788.

LEIDENFROST. Diss. historia medica de balneis frigidis sanitatis causâ. Duisbourg, 1788.

FERRO (Pasc. Jos.). Vienne, 1790.

LUDWIG. Diss. de lavationis in flumine salubritate. Leipsick, 1792.

WOLF. Diss. de abusu balneorum frigidorum. Gottingue, 1792.

MARCARD. Uber die Natur und den Gebrauch des Bader. Hanovre, 1793, in-8. Traduit en français par Michel. Paris, 1801, in-8.

EISELIN. Diss. Balneorum usus ad curandas febres. Altdorf, 1792.

RYAN. Londres, 1793, in-8.

STAAB. Diss. de balneorum calidorum hodiè ferè neglecto usu, illorumque præstantiâ. Erfurt, 1794.

TITIUS. Diss. De balneis frigidis observationes. Wittemberg, 1795.

DETMOLD. Diss. de balneo animali. Gottingue, 1797.

HUFELAND (C. W.). Nothige Erinnerung an die Bader und ihre Wiederein-fuhrang in Deutschland. Weimar, 1801, in-8.

STYX. Progr. Russorum balneis calidis ac frigidis. Dorpat, 1802.

DUBOIS (Ph.) Recherches médicales sur les dangers de l'usage fréquent du bain tiède. Thèses de Paris, an XI, 1802, in-8.

SCHREGER (C. H. Théod.). Furth, 1803.

ARONSSON (J. E.). Berlin, 1803, in-8.

BUCHAN (Alex. P.). Londres, 1804, in-8.

FOURIER-DUPORTAIL. Propositions sur l'utilité de l'usage des bains d'eau douce. Thèses de Paris, 1804.

KENTISCH (Edw.). Londres, 1808.

LATIL-TIMECOUR (L. H.). Essai sur l'action et l'emploi des bains d'eau douce, suivi de deux observations relatives à l'efficacité de ce moyen. Thèses de Paris, 1812.

AKERMAN (Jacob). De usu balneorum in febribus curandis. Upsal, 1813.

LAND (J.). A Treatise on the hot, cold, tepid, shower, and vapour Baths., 1814, in-12.

MERCIER (Jean-Gabriel-Alexis). Dissertation sur les bains. Thèses de Paris, 1815.

CAFFÉ (P.-P.-A.). Considérations sur les avantages de la méthode des bains mercuriels dans le traitement de la syphilis et de la plupart des affections cutanées. Thèses de Paris, 1815.

ASTRUC (J.-P.-Louis). Essai sur l'action et l'emploi thérapeutique des bains froids. Thèses de Montpellier, 1816.

Vimont (Pierre-Valentin). Dissertation sur l'usage des bains pendant la grossesse et l'accouchement. Thèses de Paris, 1818.

Joannes (J.-Fr.). Essai sur l'action et l'emploi thérapeutique des bains froids. Thèses de Montpellier, 1818.

Barries (Carl.). Russiche Bader, einer Anweisung dem Zweckmassigstein Gebranche derselben in Beziehung auf das Alexander Bad in Hambourg. Hambourg, 1828, in-8.

Bordeu (Théophile). Lettres contenant des essais sur les eaux minérales du Béarn. 1746, in-12.

Labaig. Parallèle des Eaux-Bonnes, des eaux chaudes, des eaux de Cauterets et de celles de Barèges. 1750, in-8.

Bordeu ( Théophile ). Aquitaniæ minerales aquæ. Parisiis, 1754, in-4. Thèse soutenue. On trouve dans les premiers chapitres un grand nombre d'obsertions pratiques sur les eaux de Barèges.

Bordeu (Théophile). Recherches sur les maladies chroniques. Nouvelle édition publiée par M. Roussel, an ix.

Lomet, ingénieur. Mémoire sur les eaux minérales et les monuments des Pyrénées. Paris, an iii, in-8.

Poumier. Analyse et propriété médicales des eaux des Pyrénées. Paris, 1813, in-8.

Gasc (J.-C.) Nouvelles observations sur les propriétés médicales des eaux de Barèges. Paris, 1832.

Marchant (Léon). Recherches sur l'action thérapeutique des eaux minérales. Paris, 1832, in-8.

Longchamp. Annuaire des eaux minérales de France. 1830, 1831, 1832, 1 vol. in-18.

Campmartin (E.). Nature considérée. 1772, tome I.

RAULIN. Parallèle des eaux minérales d'Allemagne, etc. Paris, 1777.

FABAS. Précis d'observations sur les eaux thermales de Saint-Sauveur. Tarbes, an VI, in-8.

BORIE (Jean-François). La recherche des eaux minérales de Cauterets. 1714, in-8.

CAMUS (Cyprien). Opuscule sur Cauterets et ses eaux minérales. Auch, 1817, in-8.

CAMPARDON. Mémoire sur les eaux minérales et sur les bains de Bagnères-de-Luchon. (*Journal de médecine*, juin, 1763.)

RICHARD ET BAYEN. Analyse des eaux de Bagnères-de-Luchon. (*Recueil d'observations de médecine des hôpitaux militaires.*)

ARNAULT-SOULERAT. Nouvelles observations sur les eaux thermales de Bagnères-de-Luchon. Toulouse, 1817, brochure.

CARRÈRE. Traité des eaux minérales du Roussillon. 1756.

ANGLADA (J.). Traité des eaux minérales du département des Pyrénées-Orientales. Paris, 1833.

BARRÈRE. Mémoire analytique et pratique sur les eaux minérales de Vernet. AN VII.

JULIA-FONTENELLE. Analyse chimique des eaux de Molitg. (*Journal universel des sciences*, mars 1821.)

BONAFOS. Eaux de Manjolet. (*Hist. de la Société royale de médecine*, t. 1er, p. 327. On y trouve l'extrait d'un mémoire de l'auteur sur ces eaux.)

SICRE. Mémoire sur les eaux minérales d'Ax. 1758, in-8.

PILHES. Traité analytique et pratique des eaux thermales d'Ax et d'Ussat. 1787. in-8.

MANDINAT. Observations et réflexions sur les bains d'Ax. (*Journal de médecine*, 1788.)

ESPARRON. Traité des eaux minérales de Greoulx, en Provence, etc. Aix, 1753, in-8.

DARLUC. Nouveau traité des eaux minérales de Greoulx, etc. Aix, 1777.

VALENTIN. Notice sur les eaux de Greoulx. (*Journal de médecine* de MM. Boyer, Corvisart, etc, tome XXI, p. 195.)

SÉBASTIEN RICHARD. Les [bains de Digne, en Provence. 1617, in-8.

LAUTARET. Les merveilles des bains naturels et des étuves naturelles de la ville de Digne. 1620, in-8.

BURET. Topographie médicale de la Provence. (*Journal de médecine militaire*.)

VALENTIN. Notice sur les eaux de Digne. (*Journal de médecine* de Corvisart, Boyer, etc., t. XXI, p. 186.)

BARDOL (J.). Mémoire sur la topographie de Digne. (*Mémoire de médecine militaire*, t. IV.)

BALDIT (Michel). L'hydro-thermopotie de Bagnols en Gévaudan, ou les merveilles des eaux et bains de Bagnols. 1651, in-8.

BLANQUET (Samuel). Examen de la nature et des vertus des eaux minérales qui se trouvent dans le Gévaudan. 1718, in-8.

BONNEL DE LA BRAGERESSE. Dissertation sur la nature, l'usage et l'abus des eaux thermales de Bagnols. 1774, in-8.

RAULIN. Traité analytique des eaux minérales. 1774, in-12.

COTTE (le Père). Sur les Eaux de Montmorency. (*Hist. de l'Acad. roy. des sciences*, 1776, pag. 38.)

SALAIGNAC. Analyse des eaux de Cambo. (*Journal de pharmacie*, t. II.)

RAULIN. Traité des eaux minérales de Verduzan, 1772.

B*** (le comte de). Une Saison aux eaux de Castera-Verduzan, en 1824. Auch, 1825.

CAPURON et BAZIN. Notice sur les eaux de Castera-Verduzan. Un vol. in-18. Paris, 1830.

THIRIAUX. Essai sur la topographie physique et médicale de Saint-Antoine de Guagno. (*Thèse.* Strasbourg, 1829.)

BREMELLE (J.-F.). Hydro-analyse des eaux minérales chaudes et froides d'Aix-la-Chapelle. Liège, 1703.

LUCAS. Essai sur les eaux thermales d'Aix-la-Chapelle et Borcette. Liège, 1762.

REUMONT (G.) et MONHEIM (J.-P.-J). Analyse des eaux sulfureuses d'Aix-la-Chapelle. Aix-la-Chapelle, 1810. In-8, brochure de 52 pages.

CABIAS (J.-B. de). Les Vertus merveilleuses des bains d'Aix, en Savoie. 1688.

BONVOISIN. Analyse des eaux minérales de la Savoie. 1785.

DAQUIN (J.). Traité des eaux thermales d'Aix, en Savoie. 1808.

HUMBERT-DESPINE (C.). Essai sur la topographie médicale d'Aix, en Savoie. (Thèse de Montpellier, an x.)

SOCQUET. Analyse des eaux thermales d'Aix, en Savoie. An XI. In-8.

FRANCOEUR. Notice sur les bains d'Aix, en Savoie. Chambéry, 1826.

DEYEUX. Analyse des eaux de Montmorency. 1774. In-4.

LEVIELLARD. Analyse des eaux de la fontaine de Montmorency. (*Mémoires de l'Acad. roy. des sciences*, savants étrangers, t. IX, p. 673.)

16

FOURCROY et DELAPORTE. Analyse chimique de l'eau sulfureuse d'Enghien. 1768. In-8.

DAMIEN. Aperçu topographique et médical sur les eaux minérales sulfureuses d'Enghien. Brochure in-18.

LONGCHAMP. Analyse de l'eau minérale sulfureuse d'Enghien, faite par ordre du Gouvernement. Paris. 1 vol. in-8.

HENRY (Oss.). Analyse de la source de la Pêcherie, à Enghien. (*Journal de pharmacie*, t. II, p. 831.)

FREMY, pharmacien à Versailles. Analyse des deux sources de la Pêcherie, à Enghien. (*Journal de pharmacie*, t. II, p. 61.)

CRÉPU. Analyse des eaux minérales d'Uriage. (*Journ. complémentaire du Dictionnaire des sciences médicales*, t. X, p. 89.)

CHEVALLIER (A ). Notice historique sur les eaux d'Uriage. 1836. In-8.

VULFRANC-GERDY (J.), médecin-inspecteur des eaux d'Uriage, professeur agrégé à la Faculté de médecine de Paris. Recherches et Observations sur l'influence thérapeutique des eaux minérales d'Uriage.

MARTIN (C.). Nouvelle Description des eaux minérales de la Roche-Posay. 1737. In-12.

JOSLÉ (le docteur). Essai analytique sur les eaux minérales sulfureuses froides de la Roche-Posay. 1805. In-8.

MEYRAC (Pierre). Analyse des eaux minérales de Gamarde. (*Analyse de chimie*, t. XXXV, p. 300.)

SALAIGNAC (J.-P.). Analyse de l'eau sulfureuse de Gamade. (*Journal de pharmacie*, t. VI, p. 137.)

CHEVALLIER (A.). Essai sur la dissolution de la gravelle et des calculs de la vessie. 1837.

MARÉCHAL (Claude). Physiologie des eaux minérales de Vichy. 1636, in-8.

FOUET (Claude). Le secret des bains et des eaux minérales de Vichy découvert. 1679, 1696, in-12.

BURLET. Examen des eaux de Vichy. (*Mémoires de l'Académie royale des sciences.* 1707.)

CHOMEL (Jacques-François). Traité des eaux minérales, bains et douches de Vichy. 1734, in-12.

LASSANE (de). Observations physiques sur les eaux thermales de Vichy. (*Mémoires de l'Académie royale des sciences.*) 1753.

TARDY. Dissertation sur le transport des eaux de Vichy. 1755, in-12.

DESBRET. Traité des eaux minérales de Chateldon, de Vichy. 1778, in-12.

BRIEUDE (de). Observations sur les eaux thermales de Vichy, etc. 1778, in-8.

BERTHIER ET PUVIS. Analyse des eaux de Vichy. (*Annales de chimie et de physique*, t. XVI, p. 439.)

DARCET. Note sur le bi-carbonate de soude des eaux de Vichy. (*Journal de Pharmacie*, t. XVI, p. 329.)

VAUQUELIN. Examen chimique d'une matière verte qui se forme à la surface des eaux de Vichy. (*Annales de chimie et de physique*, t. XXVIII, p. 98.)

LONCHAMP. Analyse des eaux minérales et thermales de Vichy faite par ordre du gouvernement. Paris, 1825, in-8.

NOYER (Victor). Lettres topographiques et médicales sur Vichy, ses eaux minérales, etc. 1833, in-8.

PETIT (Ch.). De la dissolution des calculs urinaires par les eaux de Vichy. Paris, 1834.

PETIT (Ch.). Quelques considérations sur la goutte et sur son traitement par les eaux thermales de Vichy.

Petit (C.). De l'efficacité et particulièrement du mode d'action des eaux thermales de Vichy, 1836.

Petit (C.). Nouvelles observations de guérisons des calculs urinaires au moyen des eaux thermales de Vichy, suivies d'autres observations sur l'efficacité de ces mêmes eaux employées contre la goutte. Paris, 1837, in-8.

Pascal (Jean). Traité des eaux de Bourbon-l'Archambault. 1699, in-12.

Faye. Essai sur les eaux minérales et médicinales de Bourbon-l'Archambault. 1778, in-8.

Briende (M. de). Observations sur les eaux thermales de Bourbon-l'Archambault, etc. 1788, in-8.

Faye (P. P.). Nouvel essai sur les eaux thermales de Bourbon-l'Archambault, etc. Paris, 1804, in-8.

Faye (P. P.). Notice sur Bourbon-l'Archambault, etc. Paris, 1834, in-8.

Chomel. Examen des eaux du Mont-d'Or en Auvergne. (*Histoire de l'Acad. royale des scienc.*, 1702).

Lemonnier. Examen des eaux minérales du Mont-d'Or. (*Hist. de l'Acad. royale des scienc.*, 1744, page 157.)

Mossier. Mémoires sur les eaux de Vichy, du Mont-d'Or, etc. (*Journ. gén. de Méd.*, tome VIII, page 431.)

Berthier. Analyse du bain de César au Mont-d'Or. (*Ann. de Chimie et de Physique*, tome XIX, page 25.)

Bertrand (Michel). Recherches sur les propriétés physiques, chimiques et médicinales des eaux du Mont-d'Or. 1810. 2e édit, 1823.

Choussy. Observations sur les eaux thermales et minérales de la Bourboule. 1828.

CHOMEL. Traité des eaux minérales de Vichy et de Saint-Nectaire. 1734, in-12.

BERTHIER. Notice sur les eaux thermales de Saint-Nectaire. (*Annales de Chimie et de Physique,* tome XIX, page 122.)

BOULAY. Analyse des eaux minérales thermales de Saint-Nectaire. (*Journal de Pharmacie,* tome VII, page 269.)

BOULAY (Henri) père et fils. Analyse de l'eau des deux sources de Saint-Nectaire. (*Journal de Pharm.,* tome XIII, page 87.)

SALNEUVE. Essai sur les eaux minérales de Châteauneuf. Gannat, 1834, in-8.

LÉMERY. Analyse de la fontaine pétrifiante de Clermont, en Auvergne. (*Hist. de l'Acad. royale des sciences.* 1700, page 58).

BÉCANE. Mémoire sur les eaux d'Ussat. in-12. (*Journal des bains d'Ussat.* 1810).

CHAMPMARTIN. Observations médico-chimiques sur les eaux minérales d'Audinac. (*Nature considérée,* tome I, page 189.)

LAFONT ET MAGNES. Analyse de l'eau minérale d'Audinac. (*Bulletin de Pharmacie.*)

RICHARD DE LA PRADE. Analyse des eaux minérales de Saint-Alban. (*Journ. de Méd.,* août 1774, page 132.)

CARTIER. Notice et analyse des eaux minérales de Saint-Alban. 1816.

BAYARD (Ant.). Mémoire sur les eaux de Contrexeville. 1760, in-8.

THOUVENEL. Mémoire chimique et médical sur les principes et les vertus des eaux minérales de Contrexeville. 1774.

NICOLAS. Dissertation chimique sur les eaux de la Lorraine. 1778.

MAMELET (A. F.). Notice sur les propriétés physiques, chimiques et médicales des eaux de Contrexeville. Paris, 1827, in-8.

LEMAIRE (Jean). Essai analytique sur les eaux de Bussang. 1750, in-12.

DIDELOT. Examen sur les eaux minérales de Bussang. 1777, in-12.

GROSJEAN fils. Précis sur les eaux minérales de Plombières et de Bussang. Paris, 1829.

PIDOUX (Jean). Discours sur la vertu et l'usage de la fontaine de Pougues, et administration de la douche. 1595, in-8.

PIDOUX (Jean). Discours sur la vertu et l'usage de la fontaine de Pougues, et administration de la douche. 1595, in-8.

FLAMANT (Etienne). Discours de l'origine et des propriétés de la fontaine minérale de Pougues. 1633, in-8.

COURRADEZ (Augustin). L'hydre féminine combattue par la nymphe Pougoise. 1634, in-8.

KIRSCHLEGER (Fréd.). Essai sur les eaux minérales des Vosges. Thèse. Strasbourg, 1829.

ROBIQUET (M. F.). Recherches historiques et statistiques sur la Corse. Rennes, 1835.

UN RELIGIEUX. Poëme à la louange des eaux minérales du Pont-de-Camarès. 1662, in-8.

MALRIEU. Mémoire sur les eaux thermales de Sylvanès, et sur les eaux minérales froides de Camarès. 1776, in-12.

CAUCUNAS (Paul). Traité analytique et pratique sur les eaux de Sylvanès et de Camarès. Paris, an X, in-8.

COULET (L.). Mémoire sur les eaux minérales d'Andabre. Paris, 1826, in-8.

Analyse des eaux de Prugues. (*Bibliothèque médicale*, février 1828.)

DESBRET. Traité des eaux minérales de Chateldon. 1778, in-12.

Les Nymphes de Chateldon et de Vichy, dialogue. 1785, in-8.

RICHARD DE LA PRADE. Analyse et vertus des eaux minérales du Forez. 1778, in-12.

DE VIRY. Notice sur les eaux de Sail-sous-Cousan. 1819, in-4.

JULIA ET REBOULH. Analyse des eaux minérales de Rennes. (*Analyses de Chimie*, tome LVI.)

SIZAIRE-VIOLET. Essai historique, topographique, physico-chimique et médical, sur les bains et les eaux minérales de Rennes. (*Bibl. méd.*, tome II.)

CAZAINTRE. Notice sur les eaux thermales et minérales de Rennes. Toulouse, 1833.

COUSINAT (Jacques). Discours au roi touchant la nature, effets et usage des eaux minérales de Forges. 1631, in-4.

LINAND (Barthélemi). Nouveau traité des eaux minérales de Forges. 1697, in-8.

LIMBOURG (Jean-Philippe). Traité des eaux minérales de Spa. Liège, 1756, in-12.

TURNER (G. A). Amusements des eaux de Spa. Amsterdam, 1740.

KREISIG (Fréd.-Louis). De l'usage des eaux minérales de Pyrmont, Carlsbad, etc. Paris, 1829 (traduction française).

LEROY. Observations sur les eaux de Balarue. (*Mém. de l'Acad. royale des sciences*, 1752.)

POUZAIXE. Traité des eaux minérales de Balarue. 1771, in-8.

Fouquet. Notice sur les eaux de Balarue. (*Journal de Montpellier*, tome I.)

Saint-Pierre. Essai sur l'analyse des eaux minérales, etc. Thèse. Montpellier, 1809.

Thibault. Petit traité des eaux et bains de Bourbonne. Langres, 1658, in-8.

Juy (Nicolas). Traité des propriétés des eaux minérales de Bourbonne. Chaumont, 1716, in-12.

René (Charles). Dissertation sur les eaux de Bourbonne. 1749, in-12.

Baudry. Traité des eaux minérales de Bourbonne-les-Bains. Dijon, 1736, in-8.

Chevallier. Mémoire et observations sur les effets des eaux de Bourbonne-les-Bains. Paris, Vincent, 1772, in-8.

Mongin-Montrol. Essai pratique sur les eaux de Bourbonne. Langres, 1810.

Lefaivre. Notice sur l'état actuel des bains civils de Bourbonne. (*Journal universel des Sciences médicales*, juin, 1820.)

Petitot. Notice sur Bourbonne-les-Bains. 1822.

Renard. (Athanase). Bourbonne et ses eaux thermales. Paris, 1826. 1 vol. in-18.

Magistel. Essai sur les eaux minérales de Bourbonne-les-Bains. Paris, 1828.

Lemolt (F.). Notice sur Bourbonne et ses eaux thermales. 1830.

Berthemin (Dominique). Discours sur les eaux chaudes et bains de Plombières. 1609, in-8.

Dom Calmet. Essai historique sur les eaux et bains de Plombières, etc. 1748, in-8.

Mangin (de). Une saison à Plombières. 1825.

Turck (L.). Précis sur le mode d'action des eaux de Plombières. 1828, in-8.

GROSJEAN fils. Précis sur les eaux minérales de Plombières. Paris, 1829, in-8.

DEMANGEON (J.-B.). Plombières, ses eaux et leur
usage. Paris, 1835, in-12.

FABERT. Essai historique sur les eaux de Luxeuil.
1773, in-12.

MOLIN. Notice sur Luxeuil. 1835, in-8.

BOIROT-DESSERVIERS. Recherches et observations sur
les eaux thermales de Néris. Paris, 1822, in-8.

TOBIQUET. Réflexions sur les eaux thermales de Néris.
(*Journal de Pharmacie* 1835.)

CAVENTOU. Note sur quelques eaux minérales des
bords du Rhin. (*Bulletin général de Thérapeutique*, tome IX.)

HEYFELDER (le docteur). Aperçu sur les bains et eaux
minérales du Mont-Tonnerre. Stuttgard, 1834.

GUTHÈRE (la). Du bon usage des eaux de Bagnères.
1659, in-4.

DESCAUNETS. Traité de la propriété et des effets des
eaux de Bagnères et de Barèges. 1729.

GONDERAX (Charles). Recherches sur les propriétés
physiques, chimiques et médicales des eaux de
Bagnères-de-Bigorre. Paris, 1827.

CATTIER (Isaac). Annuaire de la nature des bains de
Bourbon-Lancy. 1650, in-8.

PUVIS. Note sur les eaux de Bourbon-Lancy. (*Comp-
tes - rendus des travaux de la Société des
Sciences de Mâcon*, 1825.)

CHEVALLIER (A.). Essai sur Chaudes-Aigues et analyse chimique de ses eaux thermales. 1828, in-4.

PODEVIGNE. Dissertation sur les eaux minérales de
Chaudes-Aigues. Thèse, Paris, 1833.

BONNIOL. Dissertation sur les eaux minérales de Chau-
des-igues. Thèse. Paris, 1833.

Chevallier. Note sur les eaux minérales de la Chaldette. (*Journal de chim. méd.* Mars, 1834.)

Castelmont. Traité des bains de la ville d'Aix en Provence. 1600, in-8.

Armand (Louis). Traité des eaux minérales d'Aix en Provence. 1705, in-12.

Valentin. Notice sur les eaux d'Aix. (*Journal de Méd.* de Corvisart, etc. Tome XXXI.)

Robert. Essai historique et médical sur les eaux thermales d'Aix. 1812, in-8.

Arago et Freycinet. Notes sur les eaux thermales d'Aix. (*Comptes-rendus heb. des séances de l'Académie royale des sciences.* 1836.)

Migniot. Traité des eaux minérales de Saint-Amand. 1699.

Moraud. Mémoire sur les eaux minérales de Saint-Amand. (*Mém. de l'Acad. roy. des sc.* 1743.)

Desmilleville. Essai historique et analytique des boues de Saint-Amand. 1767, in-12.

Armet. Mémoire sur les eaux et boues de Saint-Amand. (*Journ. comp. du dict. des scienc. méd.* Tome VI.)

Tripier (François). Dissertation sur les eaux minérales d'Evaux. Thèse. Montpellier.

Payen. Essai sur les eaux minérales et thermales de Louesche, en Suisse. Thèse. Paris, 1828.

Bonvin. Notice sur les eaux minérales de Louesche. Genève, 1834.

Foissac. Notice sur les propriétés médicales de Louesche. Paris, 1836.

Hess. L'excursion aux bains de Bade.

Wetzler. Les eaux minérales et les bains de Baden.

Rusch. Les cures des bains de Baden.

Mathey. Les bains de Saint-Gervais. 1818.

REINER. Considérations sur les établissements de bains de Niederbronn. 1826, in-8.

LE FRANÇOIS. Sur l'emploi externe et interne de l'eau de mer. Thèse. Paris, 1812.

ASSEGOND. Manuel hygiénique et thérapeutique des bains de mer. In-12.

BLOT. Manuel des bains de mer, leurs avantages et leurs inconvénients. 1828, in-12.

MOURGUÉ, ancien médecin inspecteur à Dieppe. Journal des bains de mer de Dieppe, ou Recherches et observations sur l'usage hygiénique et thérapeutique des bains de mer. 1823.

MOURGUÉ. Considérations générales sur l'utilité des bains de mer dans le traitement des difformités du tronc et des membres.
Recherches sur les effets et le mode d'action des bains de mer. *Gazette médicale de Paris*, 1830.

GAUDET. Nouvelles recherches sur l'usage et les effets des bains de mer. Deuxième édition, Paris, 1836.

DUCHANOY. Essai sur l'art d'imiter les eaux minérales Paris, 1780.

LAUGIER. L'art de faire les eaux minérales. Paris, 1786.

PLANCHE, BOULLAY, BOUDET, CADET et PELLETIER. Notice sur les eaux minérales artificielles. Paris, 1832, in-8.

SOUBEIRAN. Mémoire sur les eaux minérales artificielles. Paris, 1836, in-8.

RAPOU (T.). Traité de la méthode fumigatoire, ou de l'emploi médical des bains et douches de vapeur.

BOURDON (Isidore). Guide aux eaux minérales. 1837.

PATISSIER (Ph.). Manuel des eaux minérales naturelles. 1837.

ALIBERT. Précis historique sur les eaux minérales les plus usitées en médecine. 1826.

BIGEL, docteur. Manuel d'hydrosudopathie. Paris, 1840.

GROSS (J.). L'eau fraîche comme excellent diététique et admirable curatif, ou Des vertus médicales de l'eau fraîche et de son usage, tant pour conserver la santé que pour la rétablir. Leipzick, 1840, in-12.

SCOUTTETEN (H.), docteur. Rapport sur l'hydrothérapie, adressé à M. le ministre de la guerre, après un voyage fait en Allemagne. Strasbourg, Paris, 1843.

SCOUTTETEN (H.), docteur. De l'Eau. Strasbourg, 1843.

BALDOU, docteur. De l'hydrothérapie. Paris, 1845.

REVEILLÉ-PARISE. Une Saison aux eaux d'Enghien.

Etc. . . . . . . . . . . . . . . . . . .

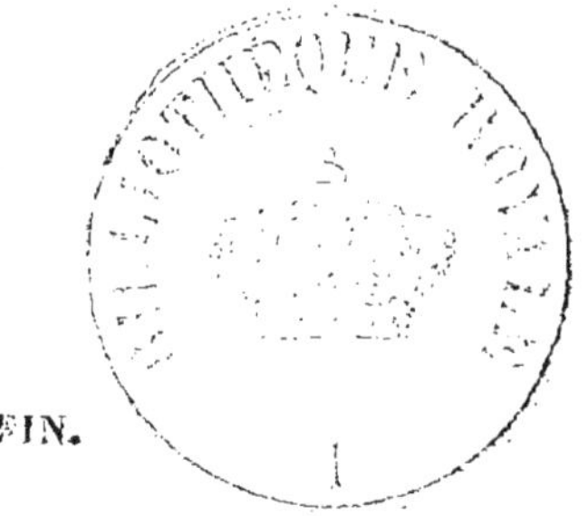

FIN.

IMPRIMERIE D'ALEXANDRE BAILLY,
16, rue Notre-Dame-des-Victoires.

# TABLE DES MATIÈRES.


Pages

Notice historique sur les bains chez les anciens et au moyen age.   1
Description anatomique de la peau.   16
Physiologie de la peau.   21
De l'utilité des bains.   28
Bains d'eau simple.   33
Bain très-froid.   ib.
Bain froid.   35
Bain frais.   38
Bain tempéré ou tiède.   42
Bain chaud.   44
Bain très-chaud.   46
Eaux minérales naturelles. Généralités.   48
Eaux sulfureuses.   56
Eaux minérales sulfureuses de 1re classe.   60
Baréges.   ib.
Aigues-Chaudes.   61
Bagnères-de-Luchon.   63
Saint-Sauveur.   64
Aix (Savoie).   65
Eaux-Bonnes.   66
Cauterets.   67
Gréoulx.   68
Schinznach (Suisse).   70
Louèche (Suisse).   71
Ax.   72
Aix-la-Chapelle (Prusse)   73

Pages.

Enghein-les-Bains.   74
Vernet-les-Bains.   77
Uriage.   78
Eaux minérales sulfureuses de 2e classe.   80
Escladas.   ib.
Molitg.   ib.
Vinca.   ib.
Thuez.   ib.
Bains.   ib.
La Preste.   ib.
Digne.   ib.
Cambo.   81
Bagnols (Lozère).   ib.
Castera-Verduzan.   ib.
Pietra-Pola.   ib.
Saint-Antoine de Guagno.   ib.
Guitera.   ib.
Calduniccia.   ib.
Acqui.   ib.
Baden.   ib.
Laroche-Posay.   82
Guillon.   ib.
Trébas.   ib.
Montmirail.   ib.
Eaux minérales salines.   82
Bains de mer.   85
Plombières.   90
Balaruc.   91
Bourbonne-les-Bains.   93
Luxeuil.   94

| | Pages. | | Pages. |
|---|---|---|---|
| Néris. | 95 | Pulna. | 111 |
| Bagnères-de-Bigorre. | 97 | Cheltenham. | ib. |
| Aix. | 98 | Saubuze. | ib. |
| Bains. | 99 | Joche. | ib. |
| Bagnols (Orme). | 100 | Salces. | ib. |
| Niederbronn. | 101 | Miers. | ib. |
| Saint-Amand. | 102 | Santenay. | ib. |
| Bourbon-Lancy. | ib. | EAUX MINÉRALES ACIDULES. | ib. |
| Carlsbad. | 103 | Vichy. | 114 |
| Ems. | 104 | Mont-d'Or. | 115 |
| Bade (Suisse). | 105 | Bourbon-l'Archambault. | 117 |
| Pfeffers. | 106 | La Bourboule. | 118 |
| Saint-Gervais. | ib. | Saint-Nectaire. | ib. |
| Bade (Grand Duché). | 107 | Contrexeville. | 119 |
| Lucques. | 108 | Bussang. | 120 |
| EAUX MINÉRALES SALINES DE | | Pougues. | 121 |
| 2e CLASSE. | ib. | Seltz. | ib. |
| Tœplitz. | ib. | EAUX MINÉRALES ACIDULES | |
| Schlangenbad. | ib. | DE 2e CLASSE. | 122 |
| Lachaldette. | ib. | Châtel-Guyon. | ib. |
| Saint-Laurent-les-Bains. | 109 | Château-Neuf. | ib. |
| Monestier de Briançon. | ib. | Clermont-Ferrand. | ib. |
| Barbotan. | ib. | Ussat. | 123 |
| Wisbade. | ib. | Lamalou. | ib. |
| Bath. | ib. | Saint-Alban. | ib. |
| Lamotte. | ib. | Audinac. | ib. |
| Saint-Honoré. | ib. | Encausse. | ib. |
| Dax. | ib. | Foncaude. | ib. |
| Tercis. | ib. | Buxton. | ib. |
| Avènes. | ib. | Sultzbach. | ib. |
| Capvern. | ib. | Sultzmatt. | ib. |
| Pouillon. | 110 | Orezza. | ib. |
| Préchac. | ib. | Sainte-Marie. | ib. |
| Bilazai. | ib. | Vic-sur-Cère. | ib. |
| Labarthe-Rivière. | ib. | Saint-Pardoux. | ib. |
| Sainte-Marie. | ib. | Pont-Gibaud. | ib. |
| Barbazan. | ib. | Montbrison. | ib. |
| Siradan. | ib. | Sail-sous-Couzan. | ib. |
| Foncirgue. | ib. | Saint-Myon. | ib. |
| Hombourg. | ib. | Chateldon. | ib. |
| Soultz-les-Bains. | ib. | Camarès. | ib. |
| Forbach. | ib. | Gabiau. | ib. |
| Rosheim. | ib. | EAUX MINÉRALES FERRUGI- | |
| Absac. | ib. | GINEUSES ACIDULES. | 124 |
| Sedlitz. | 111 | Rennes. | 126 |
| Seidchulz. | ib. | Forges. | 127 |

| | Pages. | | Pages. |
|---|---|---|---|
| Sylvanès. | 128 | St-Martin-de-Fenouilla. | 137 |
| Campagne. | 129 | Moulignan. | ib. |
| Passy. | ib. | Nancy. | ib. |
| Spa. | 130 | Noyers. | ib. |
| Pyrmont. | 131 | La Plaine. | ib. |
| Egra. | 132 | Plombières. | ib. |
| Marienbad. | ib. | Pontivy. | ib. |
| Selles. | 133 | Pont-de-Veyle. | ib. |
| Vals. | 134 | Pornic. | ib. |
| Cransac. | 135 | Provins. | ib. |
| Eaux minérales ferrugineuses acidules de 2e classe. | ib. | Quiévrecourt. | ib. |
| | | Quincié. | ib. |
| Alais. | ib. | Reims. | 138 |
| Aleth. | ib. | Rieu-Majou. | ib. |
| Ambonay. | ib. | Ruillé. | ib. |
| Les Andelys. | ib | Saint-Santin. | ib. |
| Attancourt. | ib. | Schwalbach. | ib. |
| Aumale. | ib. | Segray. | ib. |
| Bagnères-St-Félix. | ib. | Sermaise. | ib. |
| Barberie. | ib. | Seneuil. | ib. |
| Beauvais. | ib. | Sorède. | ib. |
| Belesme. | ib. | Tarascon. | ib. |
| Bléville. | ib. | Tongres. | ib. |
| Boulogne. | ib. | Verberie. | ib. |
| Briquebec. | ib. | Watweiler. | ib. |
| Beaucourt. | ib. | Bains minéraux artificiels. | ib. |
| Cambo. | ib. | — divers. | 146 |
| Castera-Verduzan. | ib. | Bains empruntés au règne animal. | ib. |
| La Chapelle-Godefroid. | ib. | — de lait. | ib. |
| Charbonnières. | 136 | — de gélatine. | 147 |
| Courtomer. | ib. | — de sang chaud. | 149 |
| Cours-de-St-Gervais. | ib. | — de tripes. | ib. |
| Saint-Dié. | ib. | Bains empruntés au règne végétal. | 150 |
| Dieu-le-Fit. | iC. | — de son. | ib. |
| Dinan. | 137 | — émollient. | 151 |
| Ebeaupin. | ib. | — d'amidon. | 152 |
| Féron. | ib. | — narcotique. | ib. |
| Ferrières. | ib. | — aromatique. | ib. |
| Fontenelle. | ib. | — d'huile. | 153 |
| Forges. | ib. | — de vin. | 154 |
| Gournay. | ib. | — de foule. | 155 |
| Laifour. | ib. | — de cuve. | ib. |
| Laroque. | ib. | — de marc de raisin. | ib. |
| L'Epinay. | ib. | — acides végétaux. Bains synapysés. | 156 |
| Sainte-Madeleine-de-Flourens. | ib. | | |

Bain de fumier chaud. 157
BAINS EMPRUNTÉS AU RÈGNE MINÉRAL. ib.
— alcalins. ib.
— acides minéraux. 158
— de sel. 159
— de deutochlorure de mercure. ib.
— iodurés. 160
— ferrugineux. 161
BAINS PARTIELS. ib.
— à mi-corps. 162
— de bras et de jambes. ib.
— de siége. ib.
— de pieds ou pédiluves. 164
— de mains ou manuluves. 165
— d'œil. 166
BAINS DE VAPEUR. 167
Bains généraux de vapeur humide ou d'étuve. 168
Douches de vapeur. 169
Bains d'air chaud. 170
Fumigations. 172
Bain russe. 173
— Egyptien. 176
Moyens auxiliaires.—Massage.—Frictions.— Flagellations. 177
La vapeur considérée sous le rapport de l'hygiène. 184
La vapeur considérée sous le rapport de la médecine. 185
Bains et douches de vapeurs médicamenteuses appliqués au traitement des maladies. 195
EXPOSÉ DE L'HYDROTHÉRAPIE. 203
De la sueur. 209
De l'eau froide 215
Du régime. 219
De l'exercice. 221
Marche du traitement. ib.

Maladies susceptibles d'être soulagées ou guéries par l'hydrothérapie. 223
Note communiquée par M. le docteur Baldou sur l'hydrothérapie. 225
BAINS DE PARIS 239
Bains de Tivoli. ib.
Néothermes. 240
Bains Russes et Orientaux (boulevart St-Denis). 242
— de la rue du Mail. 244
— et douches de vapeur à domicile (rue Montmartre, 133). 245
— et douches de vapeur à domicile (quai des Orfèvres, 50). ib.
— et douches de vapeur à domicile (rue de l'Echelle, 11). 246
— de vapeur (rue de Crussol). ib.
— Français. ib.
— Grecs. 247
— Turcs. ib.
— Saint-Anne. 248
— de la rue Taranne, 12. 249
— de la rue du Faubourg-Saint-Honoré, 30. 250
Etablissement hydropathique du docteur Baldou. ib.
— hydrothérapique du docteur Latour. 252
— hydrosudopathique du docteur Pigeaire. ib.
Des bains à Rome, par Charles Dezobry. 253
Noms des auteurs qui ont traité des bains jusqu'à ce jour. 262


FIN DE LA TABLE DES MATIÈRES.